华西口腔医院医疗诊疗与操作常规系列丛书

口腔颌面创伤整形与美容外科诊疗与操作常规

主　编　田卫东

副主编　刘　磊　汤　炜　王　杭

编　　者（以姓氏笔画为序）

王　杭　田卫东　龙　洁　冯　戈　刘　磊　汤　炜

李　果　杨　波　宋　健　陈金龙　郑　玮　崔军辉

敬　伟

主编助理　敬　伟

人民卫生出版社

图书在版编目（CIP）数据

口腔颌面创伤整形与美容外科诊疗与操作常规 / 田
卫东主编 . —北京：人民卫生出版社，2018
（华西口腔医院医疗诊疗与操作常规系列丛书）
ISBN 978-7-117-27648-1

Ⅰ.①口… Ⅱ.①田… Ⅲ.①口腔颌面部疾病 – 创伤
外科学 – 技术操作规程 Ⅳ.①R782.4–65

中国版本图书馆 CIP 数据核字（2018）第 240041 号

| 人卫智网 | www.ipmph.com | 医学教育、学术、考试、健康，购书智慧智能综合服务平台 |
| 人卫官网 | www.pmph.com | 人卫官方资讯发布平台 |

口腔颌面创伤整形与美容外科诊疗与操作常规

主　　编：田卫东
出版发行：人民卫生出版社（中继线 010-59780011）
地　　址：北京市朝阳区潘家园南里 19 号
邮　　编：100021
E - mail：pmph @ pmph.com
购书热线：010-59787592　010-59787584　010-65264830
印　　刷：北京画中画印刷有限公司
经　　销：新华书店
开　　本：710×1000　1/16　　印张：12
字　　数：203 千字
版　　次：2018 年 11 月第 1 版　2018 年 11 月第 1 版第 1 次印刷
标准书号：ISBN 978-7-117-27648-1
定　　价：50.00 元

打击盗版举报电话：010-59787491　E-mail：WQ @ pmph.com
（凡属印装质量问题请与本社市场营销中心联系退换）

总序

四川大学华西口腔医院始建于 1907 年,是中国第一个口腔专科医院。作为中国现代口腔医学的发源地,华西口腔为中国口腔医学的发展作出了杰出贡献,培养了一大批口腔医学大师巨匠、精英栋梁和实用人才。

百余年来,四川大学华西口腔医院坚持医疗立院、人才兴院、学术强院的发展思路,在临床诊疗、人才培养、科学研究、文化传承中不断创新发展,形成了华西特色的口腔临床诊疗规范和人才培养模式,具有科学性、指导性,易于基层推广。在多年的医疗工作、临床教学、对外交流、对口支援、精准帮扶工作中,深深地感到各层次的口腔医疗机构、口腔医务工作者、口腔医学生、口腔医学研究生、口腔规培医师,以及口腔医疗管理人员等迫切需要规范性和指导性的临床诊疗书籍。为此,四川大学华西口腔医院组成专家团队,集全院之力,精心准备,认真撰写,完成了这套诊疗与操作常规系列丛书。

《华西口腔医院医疗诊疗与操作常规》系列丛书共分 17 册,包括口腔医学所有临床学科专业。本系列丛书特点:①理论结合实际,既包括基础知识,又有现代高新技术;内容编排更贴近临床应用,深入浅出的理论分析,清晰的工作流程,明确的操作步骤;②体系完整,各分册既独立成书,又交叉协同,对临床上开展多学科会诊、多专业联动也有较强的指导性;③内容周详,重点突出,文笔流畅,既能作为教材系统学习,又能作为工具书查阅,还能作为临床管理工具运用,具有非常强的可阅读性和可操作性。

衷心感谢主编团队以及参与本系列丛书撰写的所有同仁们！感谢人民卫生出版社在出版方面给予的大力支持！感谢所有的读者！

谨以此书献给四川大学华西口腔医院 111 周年华诞！

《华西口腔医院医疗诊疗与操作常规》总主编

2018 年 9 月于华西坝

前言

　　《口腔颌面创伤整形与美容外科诊疗与操作常规》是《华西口腔医院医疗诊疗与操作常规》系列丛书的重要组成部分，其编写和出版体现了四川大学华西口腔医院在口腔颌面创伤整形外科领域的诊疗流程。既是经典诊疗方法的总结，也是促进口腔医学相关学科发展的需要。在现代化社会中，口腔颌面部创伤已占到交通事故伤的 6%~20%。在汶川地震伤员中，口腔颌面部创伤的病患比例约占 14%；现代人群对口腔颌面部美容的需求也在急速增加。因此，梳理、总结四川大学华西口腔医院口腔颌面部创伤、整形和美容外科诊疗的常规技术和流程，对满足该类患者的需求和提升医疗水平均具有重要意义。

　　本书主编、副主编和编委，均为四川大学华西口腔医院颌面外科专家，其中包括教授、副教授和骨干医师，全部获得博士学位，长期从事口腔颌面部创伤、整形和美容外科的医疗、科研和教学工作，具有丰富的诊疗经验和很高的学术水平，获得了包括 973 项目（首席）、国家重大专项（首席）在内的多个科研项目及相关研究成果。本书将华西创伤整形美容团队多年的临床经验归纳总结，一方面值此院庆之际，向颌面外科及华西口腔前辈专家致敬；另一方面也希望将已有的技术经验与同行共享，促进相互的交流和学习。

　　本书经过了严密的筹备，多次召开编委会、定稿会，得到四川大学华西口腔医院及相关专家的大力支持，人民卫生出版社的老师们也为此书付出了辛勤劳动，给予了许多宝贵意见，为高质量完成本书提供了保障，再次表示衷心的感谢。

田卫东

2018 年 6 月

目录

第一篇 口腔颌面创伤整形外科诊疗与操作常规

第一章 口腔颌面创伤的伤情判断和急救 …………………… 3
　第一节 伤情判断 …………………………………… 3
　第二节 急救 …………………………………… 6

第二章 口腔颌面软组织创伤 …………………………………… 9
　第一节 常见口腔颌面软组织创伤 ………………………… 9
　第二节 面神经创伤 ………………………………… 11
　第三节 唾液腺创伤 ………………………………… 13
　第四节 颞下颌关节软组织创伤 ……………………… 14

第三章 颌面部瘢痕 …………………………………… 16
　第一节 增生性瘢痕 ………………………………… 16
　第二节 萎缩凹陷性瘢痕 …………………………… 17
　第三节 挛缩性瘢痕 ………………………………… 18

第四章 牙创伤和牙槽突骨折 …………………………… 20
　第一节 牙创伤 …………………………………… 20
　　一、牙折 …………………………………… 20
　　二、牙挫伤 ………………………………… 23
　　三、牙脱位 ………………………………… 24
　第二节 牙槽突骨折 ………………………………… 27

第五章 下颌骨骨折 …………………………………… 29

第一节　颏部骨折…………………………………………………29

第二节　颏孔区骨折………………………………………………31

第三节　下颌角骨折………………………………………………32

第四节　髁突骨折…………………………………………………33

　　一、高位髁突骨折………………………………………………33

　　二、中位髁突骨折………………………………………………34

　　三、低位髁突骨折………………………………………………35

第六章　上颌骨骨折………………………………………………37

第七章　颧骨颧弓骨折……………………………………………41

第八章　鼻眶筛骨折………………………………………………43

第九章　全面部骨折………………………………………………46

第十章　儿童和老年人颌面部骨折………………………………49

第一节　儿童颌面部骨折…………………………………………49

第二节　老年人颌面部骨折………………………………………52

第十一章　颌面部创伤性骨畸形…………………………………55

第十二章　颌面部组织缺损………………………………………58

第一节　软组织缺损………………………………………………58

第二节　骨缺损……………………………………………………60

第十三章　口腔颌面部异物………………………………………63

第十四章　颌面部软组织清创缝合术……………………………65

第十五章　颌面部骨折手术入路…………………………………70

第一节　口内入路…………………………………………………70

　　一、上颌前庭沟入路……………………………………………70

　　二、下颌前庭沟入路……………………………………………71

第二节　下颌下入路………………………………………………72

第三节　下颌后入路………………………………………………73

第四节　小切口腮腺前下缘入路…………………………………75

第五节　耳前入路…………………………………………………76

第六节　耳后入路…………………………………………………77

第七节　眶周小切口 ·· 78

一、下睑切口 ·· 78

二、上睑切口 ·· 80

三、眉弓切口 ·· 80

第八节　面部小切口 ·· 81

第九节　头皮冠状切口 ·· 82

第十节　瘢痕入路 ·· 83

第十六章　颌面部骨折复位和固定技术 ····························· 85

第一节　颌面部骨折复位技术 ·· 85

一、手法复位 ·· 85

二、牵引复位 ·· 86

三、手术切开复位 ·· 87

第二节　颌面部骨折固定技术 ·· 87

一、单颌固定 ·· 87

二、颌间固定 ·· 88

三、坚固内固定 ··· 89

第二篇　口腔颌面美容外科诊疗与操作常规

第一章　颧部整形术 ·· 93

第一节　颧部增高术 ·· 93

第二节　颧部降低术 ·· 94

第二章　下颌角整形术 ·· 97

第一节　咬肌修整术 ·· 97

第二节　下颌升支骨外板修整术 ····································· 98

第三节　下颌骨下缘修整术 ·· 100

第三章　颏部整形术 ·· 102

第一节　颏部截骨术 ·· 102

第二节　假体隆颏术 ·· 104

第三节　颏部软组织整形术…………………………………………… 105

第四章　眶周美容外科手术………………………………………… 106

第一节　眉下切口上睑提升术………………………………………… 106

第二节　重睑成形术…………………………………………………… 107

　一、埋线重睑成形术………………………………………………… 108

　二、切开重睑成形术………………………………………………… 109

第三节　内眦成形术…………………………………………………… 110

第四节　下睑袋矫正术………………………………………………… 111

　一、经结膜下睑袋矫正术…………………………………………… 112

　二、经皮肤下睑袋矫正术…………………………………………… 113

第五章　鼻整形术…………………………………………………… 115

第一节　隆鼻术………………………………………………………… 115

第二节　鼻尖成形术…………………………………………………… 117

第三节　鼻孔成形术…………………………………………………… 119

第四节　驼峰鼻矫正术………………………………………………… 121

第五节　鼻翼缺损修复术……………………………………………… 122

第六章　口周美容外科手术………………………………………… 126

第一节　颊脂垫去除术………………………………………………… 126

第二节　酒窝成形术…………………………………………………… 127

第三节　厚唇矫正术…………………………………………………… 128

第四节　重唇修复术…………………………………………………… 129

第五节　薄唇增厚术…………………………………………………… 130

第六节　唇畸形矫正术………………………………………………… 131

第七节　唇系带矫正术………………………………………………… 133

第七章　耳整形术…………………………………………………… 135

第一节　招风耳矫正术………………………………………………… 135

第二节　杯状耳矫正术………………………………………………… 136

第三节　隐耳矫正术…………………………………………………… 137

第四节　小耳畸形矫正术……………………………………………… 139

第五节　菜花耳矫正术………………………………………………… 140

第六节　穿耳孔术……………………………………………………… 141

第八章　面部除皱术………………………………………………… 143

第一节　额部除皱术…………………………………………………… 143

第二节　颞部除皱术…………………………………………………… 144

第三节　中面部提升术………………………………………………… 146

第四节　内镜下除皱术………………………………………………… 147

第九章　面部微创美容技术………………………………………… 149

第一节　自体脂肪注射移植术………………………………………… 149

一、自体颗粒脂肪注射移植术……………………………………… 149

二、自体乳化脂肪注射移植术……………………………………… 150

第二节　肉毒毒素注射美容技术……………………………………… 152

一、额纹……………………………………………………………… 152

二、眉间纹…………………………………………………………… 153

三、鱼尾纹…………………………………………………………… 154

四、微笑露龈………………………………………………………… 155

五、口周纹…………………………………………………………… 156

六、颏肌紧张………………………………………………………… 156

七、口角及面下份下垂……………………………………………… 157

八、咬肌肥大………………………………………………………… 158

第三节　面部充填注射美容技术……………………………………… 159

一、额部充填………………………………………………………… 159

二、颞部充填………………………………………………………… 160

三、面中份充填……………………………………………………… 160

四、鼻部充填………………………………………………………… 161

五、鼻唇沟充填……………………………………………………… 162

六、唇及口周充填…………………………………………………… 163

七、颏部充填………………………………………………………… 163

第四节　面部埋线提升技术…………………………………………… 164

一、眉弓外侧提升 ……………………………………………… 164

二、颧颊部提升 ………………………………………………… 165

三、面下份提升 ………………………………………………… 166

第十章 颌面部美容常用光电技术 …………………………… 167

第一节 激光技术 ……………………………………………… 167

第二节 脉冲强光技术 ………………………………………… 168

第三节 射频技术 ……………………………………………… 169

第十一章 颌面部其他美容技术 ……………………………… 171

第一节 毛发移植术 …………………………………………… 171

第二节 颌面部小肿物切除术 ………………………………… 172

第三节 瘢痕切除缝合术 ……………………………………… 173

参考文献 ………………………………………………………… 175

第一篇

口腔颌面创伤整形外科诊疗与操作常规

第一章

口腔颌面创伤的伤情判断和急救

口腔颌面损伤可分为软组织损伤和硬组织损伤,根据受伤原因不同,伤情严重程度也不同。伤情较轻者直接处理颌面部创伤,如果合并有全身其他部位伤情,需要及时发现,分清轻重缓急,积极救治。

第一节　伤　情　判　断

【概述】

口腔颌面部创伤(trauma)多由交通事故、生活中意外、工伤、运动、自然灾害等原因导致,除了口腔颌面部软、硬组织损伤的专科诊治之外,对于危及生命的伤情如窒息、大出血、休克、颅脑损伤等要进行紧急评估和救治。

【诊断要点】

(一) 病史

有口腔颌面部外伤史。

(二) 临床表现

1. 口腔颌面部软组织损伤　可表现为闭合性损伤和开放性损伤,可伴水肿和血肿,可以发生在唇、颊、舌等不同部位,以及皮肤、肌肉、黏膜等不同组织中。

2. 口腔颌面部硬组织损伤　包括牙损伤和颌面部骨折。牙损伤可表现为牙挫伤、牙折和牙脱位;骨折的临床表现可包括骨台阶感、面部畸形、张口受限、咬合错乱、疼痛、功能障碍等症状。

3. 出血　开放性损伤可伴有不同程度的出血,严重者可表现为大出血;

闭合性损伤可形成血肿,可能造成气道狭窄,影响呼吸。

4. 窒息　在早期患者表现为呼吸不畅、烦躁、口唇发绀,严重者可出现胸骨上窝、锁骨上窝和肋间隙下陷的"三凹征"表现,救治不及时可出现血压下降、脉搏浅快、瞳孔散大等生命危象。

5. 休克　早期血压可在正常范围,表现为脉搏细速、面色苍白、四肢湿冷等;重度休克时,机体代偿失效,患者有血压下降、烦躁不安、神志恍惚,甚至昏迷、心律失常等症状。

6. 颅脑损伤　患者受伤后出现意识障碍、瞳孔变大和对光反射消失、头痛、呕吐、脑脊液耳漏/鼻漏、肢体肌力减弱等临床症状,均提示有颅脑损伤。

7. 躯体其他部位损伤　颈部疼痛、运动障碍,提示颈椎骨折或者脱位;咳嗽、异常呼吸、胸部畸形、肋骨移位和疼痛,提示胸肺损伤和肋骨骨折;腹膜刺激征提示腹部脏器损伤;躯体感觉、运动反射异常,提示脊柱和脊髓损伤;四肢的疼痛、畸形、出血、运动障碍提示四肢软硬组织损伤。

(三)辅助检查

1. X线片　可显示牙折、牙脱位,以及颌面骨折、移位、牙列畸形等。

2. CT　除显示牙损伤和骨折征象,还可观察软组织及气道情况。

3. 数字化诊疗　在数字化终端经过加工的影像学数据,可以从多个角度判断颌面部骨折的具体情况。

【治疗原则与方案】

治疗原则:①及时评估呼吸、循环和全身的伤情,对于危及生命的伤情要优先处理,解除窒息因素、彻底止血、改善组织灌注、救治全身病情,必要时需多学科协同参与;②口腔颌面部创伤的专科治疗包括软组织清创缝合术和骨折切开复位内固定术等,围手术期使用数字化外科技术有助于提高口腔颌面部创伤诊疗的个性化、精确化和微创化。

治疗方案主要包括急救、软组织清创缝合术、颌骨骨折的治疗等。

1. 急救　若有窒息,需要鉴别是阻塞性窒息还是吸入性窒息,如果是前者,则去除口鼻腔血凝块和异物,开放气道;对于组织肿胀压迫气道者可辅以鼻咽通气道等辅助通气措施,甚至行气管切开术,重建通气道。如果是吸入性窒息,则需紧急行气管切开术并清除下呼吸道内分泌物和异物。口腔颌面部出血可视情况采用压迫止血、缝扎/结扎止血和药物止血。颅内高压患者需要脱水治疗,若有开颅手术指征,需要转神经外科治疗。呼吸心跳骤停者,需要进行心肺脑复苏。

2. 软组织清创缝合术　视外伤严重性、患者配合程度等实际情况,选择局部麻醉或全身麻醉。0.9% 氯化钠注射液和 1% 过氧化氢液交替冲洗伤口,以及碘伏等反复擦拭冲洗,清除泥沙、细菌等污染物和异物,如有血管断裂,需要结扎止血。确保伤口已经完全清洁后,检查有无坏死组织,如果有则做适当的切除和修整,但不要修剪过多,因为口腔颌面部血供丰富,组织再生能力强,非坏死感染组织可以适当保留。整齐对位肌肉、皮下组织、皮肤、黏膜等组织,进行分层缝合。受伤后理论上越早进行清创缝合术越好,这样伤口愈合能力更强,感染的可能性也更小。如果有感染的风险,可以放置引流条、引流管或者负压引流器。对于擦伤、挫伤等闭合伤,可选择抗炎、消肿等保守治疗。

3. 颌面部骨折保守治疗　对于牙槽突骨折,可采用牙弓夹板栓结固定,为折断的牙槽突和松动牙提供相对稳固的条件,促进愈合。对于髁突高位骨折,若患者咬合关系和张口度较好,经过辅助检查评估其关节强直的可能性之后,部分患者可以选择保守治疗,包括保守观察和颌间牵引进一步调整咬合等措施,并适时开始张口训练。颧弓骨折塌陷不明显者,患者不愿进行切开手术者也可以考虑保守治疗。经保守治疗的患者需要定期复诊,追踪骨折恢复情况和口颌功能状态。

4. 颌面部骨折切开复位内固定术　根据骨折的部位选择不同切口,包括口内前庭沟、口外皮肤、头皮冠状、耳前、下颌后以及小切口等手术入路,保护重要组织器官,暴露骨折断端,将断骨恢复到正常位置,采用钛合金接骨板进行坚固内固定。如果骨折位于非受力区,如颧弓、眶外缘骨折,也可以考虑使用可吸收板固定。固定骨骼之前,需要使用牙弓夹板或颌间牵引钉,辅以橡皮圈,牵引上下颌牙列,以保证手术后具有良好的咬合关系。术后可继续颌间牵引 1 周,视骨折严重程度、功能影响大小、内固定坚固程度的不同,牵引时间可以缩短或者延长。

【临床路径】

1. 询问病史　致伤原因、时间,受伤当时症状,外院治疗史。

2. 体格检查　全身伤情检查及口腔颌面部软硬组织的专科检查。

3. 辅助检查　用于辅助诊断及排除手术禁忌的血液、影像学等检查。

4. 处理　优先处理危及生命的伤情,并完成口腔颌面部伤情的专科治疗。

5. 预防　避免受伤。

第二节　急　救

【概述】

　　口腔颌面部创伤可能伴有危及生命的并发症,如窒息、出血、休克、颅脑损伤、胸肺损伤、腹部脏器损伤等,需要进行急救(first aid),如解除窒息因素、彻底止血、抗休克治疗等,必要时多学科协同救治。

【适应证】

　　口腔颌面部外伤伴有窒息、大出血、休克等危及生命的并发症者。

【器材选择】

　　敷料、绷带、止血钳、氧气、气管切开包、辅助呼吸装置、静脉通道、急救药物、心电监护仪、除颤仪等急救材料、药物和装备。

【操作步骤】

（一）窒息的急救

　　1. 对于异物、血凝块所致的阻塞性窒息,患者取侧卧位或俯卧位,迅速用手指、器械或吸引器清除口、鼻、咽的堵塞物。

　　2. 如果是组织肿胀压迫气道,则双手扣住下颌角向上托起,后仰头部,争取开放被组织压迫的咽腔,并牵出后坠的舌体组织。

　　3. 对于上颌骨下坠、下颌骨后移引起的组织移位,所造成气道狭窄,牵出后坠的舌体,并手法复位骨折块。

　　4. 咽部受压者,可插入通气导管建立鼻咽通气道。

　　5. 紧急情况下可行环甲膜穿刺或气管切开术,吸入性窒息应立即行气管切开术,并吸出下呼吸道的血液、分泌物和异物。

　　6. 解除梗阻因素后,持续吸氧或正压给氧。

　　7. 如果出现呼吸心跳停止,立即心肺复苏。

（二）出血的急救

　　1. 可以用手指压迫供血动脉的近心端,作为暂时止血方法。

　　2. 应及时将暂时止血法更换为较为可靠的止血方法,即纱布敷料加绷带包扎止血。

　　3. 对于洞穿和深部外伤可填塞压迫止血。

　　4. 条件具备时,对断裂血管进行钳夹和结扎止血。

5. 对于颌面部严重出血,其他方法不能妥善止血时,必要时可考虑颈外动脉结扎术。

6. 对于组织渗血可以采用药物、材料进行局部止血,也可静脉全身使用药物来辅助止血。

(三)休克的急救

1. 首先建立静脉输液通道,视情况选择表浅静脉或深静脉,严重休克者同时建立2~4条输液通道。同时需急诊止血,并给予吸氧。

2. 快速输入液体,可选择能够立刻获得的等渗盐水、平衡液或糖盐水等,成人首剂可考虑给予2000ml(儿童20ml/kg),力争使收缩压恢复到80mmHg以上。

3. 输液时应积极备血,必要时给予血浆、代血浆或全血,加快恢复组织细胞灌注和供氧。

4. 评价患者补液后的意识状态、血管充盈状态、血压、尿量、体温等恢复情况。

5. 血气分析,检查是否存在代谢性酸中毒,并决定是否需要纠正。

(四)颅脑外伤的急救

1. 发现颅脑外伤症状,及时拍CT或MRI了解颅脑损伤情况,有颅内压增高者给予甘露醇脱水处理。

2. 请神经外科会诊,若有开颅手术指征,及时转神经外科专科治疗,待颅脑伤情平稳后再处理口腔颌面外伤。

3. 脑脊液耳漏、鼻漏,垫高头部防止脑脊液反流,禁止堵塞和冲洗外耳道和鼻腔,若长期不愈,考虑转神经外科治疗。

(五)心肺复苏

1. 胸外心脏按压 置患者平卧于地面或硬木板上,解开衣扣,两乳头连线中点,或者胸骨下段。按压深度至少5cm,但不应超过6cm;频率为100~120次/分,每两次之间需充分恢复胸腔回弹。

2. 人工呼吸 患者仰卧位,清除口腔异物后,仰头提颏,人工呼吸或者用简易呼吸器人工通气。

3. 心脏按压和人工呼吸的比例是30∶2,即30次按压之后进行两次人工呼吸,但按压停顿不应超过10秒。如果患者是儿童,并且至少有两名抢救者的情况下,心脏按压和人工呼吸的比例可以是15∶1。

4. 评估大动脉搏动和呼吸是否恢复。

5. 除颤仪 当可以取得自动体外除颤仪时,应尽快使用除颤仪进行除颤,但在准备期间不可耽误心脏按压;若不能取得除颤仪,应立即进行心肺复苏。

6. 急救药物 视情况选用血管加压、抗心律失常等药物。

【注意事项】

1. 不可仅专注于口腔颌面部的伤情,而忽略全身其他部位的潜在问题。

2. 伤情的变化是持续的,要特别注意有些患者刚就诊时并无生命危险,但随着时间推移可能出现病情加重,需要密切观察和及时处理。

3. 患者平卧有可能加重舌后坠,对于已有口底肿胀、舌体抬高等症状的患者,可适当抬高头部呈半仰卧位,避免咽腔气道进一步变狭窄。

(敬　伟)

第二章

口腔颌面软组织创伤

口腔颌面软组织损伤可单独发生,也可伴颌面部骨折或牙外伤同时发生,尚会伤及一些特殊结构,如面神经、唾液腺等组织。如处理不及时或早期处理不当,会给患者造成功能障碍与解剖形态的畸形,增加后期治疗困难。

第一节 常见口腔颌面软组织创伤

【概述】

口腔颌面部的组织创伤,根据其损伤的临床特点可分为擦伤、挫伤、挫裂伤、刺伤、切割伤、撕伤、咬伤、蛰伤等。

【诊断要点】

1. 病史 多有明确的外伤史。

2. 临床表现 出血、疼痛、肿胀、组织连续性中断、创面暴露等。

3. 辅助检查 单纯软组织创伤通常无需影像学检查。当怀疑有牙碎片或异物残留创面内时,可辅以 X 线或 CT 检查。

【治疗原则与方案】

对于口腔颌面软组织创伤,应对局部伤口进行早期外科处理。一般认为,细菌在进入创口的 6~12 小时内易通过机械冲洗和清创而被消除,此时应按照无菌创口的处理原则争取整齐而严密的对位缝合。此外,由于口腔颌面部血运丰富,抗感染和组织愈合能力强,因此在伤后数日也应力争在清创后行初期缝合。对于感染的创口,应在感染控制后再考虑缝合。

根据创伤部位不同,治疗方法各有特点。

（一）舌创伤

1. 通常不做组织切除。对于严重裂伤或离断损伤,也应在清创后尽量将组织重新对位缝合,一般可完全或部分成活。

2. 若舌与牙龈及口底黏膜等处同时存在创口,应及时先关闭舌部的创面,否则易发生创面的粘连愈合,从而影响舌体的动度。

3. 舌部的清创缝合应优先保证舌体的长度,当存在组织缺损时,应按前后纵行方向缝合,不宜将舌尖向后折转缝合。

4. 舌体组织较为脆嫩,易于撕裂,缝合时应选用大针粗线,缝合的穿刺点应距创缘稍远(约 5mm 以上),进针稍深,多带肌肉,并在必要时辅以水平褥式缝合减张,防止创口裂开。

（二）唇创伤

1. 对于唇部撕裂伤,通常会由于口轮匝肌断裂后收缩导致伤口创面明显暴露,易误诊为软组织缺损,应在清创时仔细检查明确。

2. 应首先缝合口轮匝肌,优先恢复口轮匝肌的连续性,再缝合皮肤和黏膜。

3. 缝合时应保证唇红缘及干湿唇交界的精确对位。

4. 对于离断组织,尽量缝合回原位(根据需要加用抗生素和扩血管药物)。

5. 术后如张力较大,可采用唇弓或蝶形胶布进行减张。

（三）颊创伤

1. 对于无组织缺损者,应将黏膜、肌肉、皮肤分层对位缝合。

2. 对于黏膜无缺损或缺损较少而皮肤缺损较多者,应严密缝合黏膜,关闭贯通口,较小的皮肤缺损可局部转瓣修复,较大者则行游离植皮消灭创面。

3. 对于全层组织有较大缺损者,应用血管化游离皮瓣进行修复。

（四）腭部创伤

1. 多见于儿童,诊治可能不配合,必要时应考虑在全身麻醉下手术。

2. 注意判断创面内有无异物,有无刺入上颌窦、咽侧或鼻腔等。

3. 无组织缺损时,可直接分层对位缝合;硬腭有缺损时,可考虑局部转瓣或在硬腭两侧做松弛切口后拉拢缝合;如组织缺损太大,不能即刻修复,可制作腭护板暂时隔离口腔和鼻腔,待二期手术治疗。

（五）鼻创伤

1. 按正确解剖位置进行精确的对位缝合,以尽量恢复原有外形。

2. 断裂的鼻软骨不可随意剪除丢弃,而应将其置于软骨膜中再缝合皮肤。

3. 鼻腔黏膜可使用可吸收线或丝线缝合,可在患侧鼻孔内放置一个包裹有碘仿纱布的橡皮管,可达到促进创口愈合和恢复鼻孔形态的目的。

（六）眉创伤

1. 眉毛再生速度慢,伤口准备时切勿将眉毛剃掉,以免影响面容。

2. 缝合时可以眉毛作为参照进行对位,避免愈合后眉毛分布不均、错位或断裂畸形。

（七）眼睑创伤

1. 单纯眼睑皮肤裂伤时,仅行简单清创即可,然后小针细线准确对位缝合,术后 3~5 天拆线。

2. 眼睑裂伤日后常不遗留显著瘢痕,水平裂伤尤其不明显。纵行裂伤偶尔可形成线状挛缩瘢痕而继发睑外翻,因此早期处理时可行 Z 字成形术以改变其方向。

3. 睑缘裂伤时,为精确对合须将睑板结膜、肌肉和皮肤分层缝合。睑缘分 3 层缝合,第一针沿灰线,内侧一针在睑板腺开口处,外侧一针于睫毛根部缝合。线头留长以便外置而不刺激角膜。牵引缝线缝合睑板和肌肉,最后缝合皮肤。

4. 当眼睑创伤伴组织缺损时,不应拉拢缝合以免发生睑外翻,可移植全厚皮片或局部转瓣。

5. 结膜创口缝合时使用细丝线连续缝合,以免结扎线头过多摩擦角膜。

6. 术后可在结膜囊内涂敷少量金霉素眼膏以减少摩擦及预防感染。

【临床路径】

1. 询问病史　外伤史,有无其他伴发损伤,尤其颅脑损伤,有无异物存留。

2. 专科检查　创面情况,有无组织缺损,清创探查。

3. 辅助检查　必要时行 X 线检查。

4. 处理　尽早行清创缝合治疗;美容线缝合可早期拆除,5~7 天拆线,张力较大区域适当延长拆线时间。

第二节　面神经创伤

【概述】

创伤是引起周围性面瘫的常见原因,仅次于贝尔面瘫。根据面瘫的受损程度,可分为完全性面瘫和不完全性面瘫,根据面瘫发生和持续的时间可分为暂时性面瘫和永久性面瘫。在诸多创伤因素中,颅颌面外伤和医源性创伤是最常见的两种致病因素。

【诊断要点】

1. 病史　多有明确的外伤史或腮腺区手术史。

2. 临床表现　根据创伤累及的分支不同,可引起不同部位的表情功能障碍。对于伤后清醒和合作的患者,应从皱眉、闭眼、耸鼻和示齿四个动作进行初步判断。对于急性创伤的患者,常因局部组织的肿胀或出血掩盖面瘫症状,亦或因昏迷等意识障碍或处于麻醉状态不利于诊断,此时应根据损伤的部位和层次"假定"有面神经损伤,进行必要的探查。

【治疗原则与方案】

面神经创伤的治疗通常分为非手术治疗和手术治疗。非手术治疗主要针对闭合性神经损伤,神经受压,推测神经仅有传导功能障碍、轴索断裂或部分性神经损伤。经过临床观察 2~6 周,受损神经功能有明显改善者可继续非手术治疗。手术治疗主要针对开放性损伤,应尽早探查;对于非手术治疗观察后无功能恢复者亦应施行探查手术。

(一)自然恢复

对于大多数暴露损伤、轻度挤压损伤、牵拉损伤等,面神经的功能均可发生一定程度的自发恢复。

(二)非手术治疗

1. 药物治疗　激素类药物(伤后或手术后 3 天内应用地塞米松等以减少渗出及水肿)、神经营养药物(维生素 B_{12} 及维生素 B_1 等)。

2. 物理疗法　表情肌功能训练(适用于伤后各期,伤后 2 周至 3 个月内尤为重要)、神经电刺激(一般在伤后中晚期,即 6 个月以后)。

(三)手术治疗

有条件的情况下,应在伤后数小时内或与开放性损伤清创缝合同时,行即刻探查和一期修复术。对于伤后全身状况不允许或伤口感染严重者,可延迟至伤后 1~4 周行延迟一期手术或伤后 1~3 个月行二期修复。术式包括神经松解术、神经吻合术、神经移植术(腓肠神经、股外侧皮神经等,首选耳大神经)、神经植入术及神经移位术等。应遵循的原则:具备显微外科技术和设备;神经断端修整至接近正常;神经束准确对位;无张力缝合;保证神经基底部血运丰富;术后给予神经营养药物。

【临床路径】

1. 询问病史　外伤史、手术史。了解面瘫发生的时间以辅助判断面神经发生损伤的新鲜程度。

2. 专科检查　损伤的位置和深度,清创同时探查。

3. 处理　根据损伤的程度判断是否需要手术,发现神经断裂尽可能伤后即刻手术修复。

第三节　唾液腺创伤

【概述】

腮腺及其导管位于面颊部皮下,位置较表浅而易受创伤。下颌下腺和舌下腺因位置深在且有下颌骨的保护因而极少受到创伤。引起腮腺及其导管损伤的原因通常是面颊部挫裂伤,损伤后导致涎瘘的发生。

【诊断要点】

1. 病史　多有面颊部外伤史,尤多见于纵裂伤。

2. 临床表现　面颊部外伤,特别是纵裂伤患者,应考虑腮腺腺体及导管损伤的可能,并进行系统检查。检查时可在口内腮腺导管口拟行插入细塑料管,如导管完全断裂,则可见塑料管于断端穿出;如导管不完全断裂,此法则可能漏诊,可在塑料管中缓慢推注 1% 亚甲蓝,寻找导管或腺体受损部位。

【治疗原则与方案】

对于新鲜腺体瘘,分泌量少者,可直接加压包扎。时间较长者可考虑电灼破坏瘘管及瘘口上皮后再加压包扎。新鲜的腮腺导管断裂可行端端吻合术。创伤 3 个月以上的导管而形成涎瘘者,由于瘢痕粘连多行瘘管封闭术。腺体慢性炎症,瘘管封闭失败,通常考虑行腺体切除。

1. 导管端端吻合术　细塑料管穿入,吻合管壁,塑料管固定于上颌牙或颊黏膜上保留 2 周。

2. 导管改道术　距瘘口至少 0.5cm 做圆形切口,分离瘘管及导管(周围保留一部分结缔组织),血管钳钝性分离一通道至口腔黏膜下后做一小切口,将瘘管穿入口腔并将瘘口周围皮肤缝合于黏膜切口切缘。

3. 瘘管封闭术　按皮纹方向,瘘口周做梭形切口,切除皮肤、瘢痕和一段瘘管,瘘管末端周围荷包缝合结扎断端。缝合皮肤时,为避免结扎的瘘口位于缝合线下方而再度成瘘,一般可做附加切口后形成对偶三角瓣互换缝合。

【临床路径】

1. 询问病史　外伤史、手术史。

2. 专科检查　损伤的位置和深度,清创同时探查,细塑料管及 1% 亚甲蓝染色检查,必要时可行腮腺造影。

3. 处理　加压包扎、口服阿托品抑制唾液分泌、手术。

第四节　颞下颌关节软组织创伤

【概述】

颞下颌关节软组织创伤一般由外源性创伤(跌伤、拳击伤等)和内因性创伤(咬硬物、大张口及咬合异常等)引起,主要改变为关节囊和韧带损伤、关节盘伸展过度或关节扭伤。主要表现为颞下颌关节区疼痛和张口受限。

【诊断要点】

1. 病史　拳击或撞击伤、咬硬物、张口过大过猛。

2. 临床表现　多为急性发作,病程短,主诉颞下颌关节区疼痛伴张口受限,多为一侧关节受累,少有关节弹响,运动时疼痛加重,关节外侧或稍前方有固定压痛点,一般均有张口受限或张口时下颌偏斜。

3. 辅助检查　首选锥形束 CT 检查。检查常无骨质改变,但多数有关节间隙不对称。如怀疑有颞下颌关节盘损伤或破裂,应进行 MRI 检查。

【治疗原则与方案】

对于症状较轻且无关节弹响者,应以常规保守治疗为主,患者自己进行关节的自我保护。单纯常规治疗无效者,可考虑封闭疗法。有咬合异常因素者,需进行详细的咬合检查和有计划的咬合调整或𬌗板治疗。

(一) 常规治疗

1. 避免大张口和进硬食,关节区局部按摩。

2. 口服非甾体类抗炎镇痛药物。

3. 局部热敷加理疗(红外线、激光、超短波)。

（二）封闭疗法

类固醇-局麻混合液：2% 利多卡因 1.5ml+ 地塞米松 2.5mg。

髁突颈部封闭法：先进针至髁突颈部，注射混合液 1ml，然后将针头转换方向，向前上沿颞下颌韧带外层纤维方向注射混合液 0.5ml，再转向后在髁突颈部后缘注射混合液 0.5ml。注意一般不需刺入关节腔内，主要是对关节囊和韧带组织进行封闭，一次进针，在皮下转换方向。

（三）调𬌗

有早接触或𬌗干扰者，进行咬合调改。

【临床路径】

1. 询问病史　外伤史、咬硬物、大张口等。

2. 专科检查　开口度、开口型、咬合检查、弹响、触压痛、锥形束 CT 检查。

3. 处理　保守治疗为主，热敷、理疗、服药、封闭、调𬌗。

（陈金龙）

第三章

颌面部瘢痕

颌面部瘢痕常由手术、外伤或感染等引起的皮肤创伤造成,是组织修复过程中的必然产物,通常情况下其愈合过程分为三个阶段:炎症阶段、增殖阶段和重塑阶段。在组织修复过程中出现的某一或某些环节受阻或发生紊乱时,发生愈合的异常,从而造成局部瘢痕过度增生或萎缩。在颌面部的瘢痕,不仅影响颌面部的美观和功能,而且严重地影响了患者的心理健康。颌面部常见的病理性瘢痕有:增生性瘢痕、萎缩凹陷性瘢痕和挛缩性瘢痕。

第一节 增生性瘢痕

【概述】

增生性瘢痕又称肥厚性瘢痕、增殖性瘢痕或隆起性瘢痕,可见于各个年龄阶段,见于累及真皮深层的损伤,可分为三个发展时期:增生期、减退期和成熟期,其特点是病变局限于创口范围内,早期色红质韧伴随疼痛或瘙痒不适,但与深部组织无明显粘连,可推动,与周围组织界限清楚;部分发生在面颈部的增生性瘢痕可能会造成局部的运动功能障碍。

【诊断要点】

(一) 病史

明确的外伤、手术或感染病史。

(二) 临床表现

1. 早期瘢痕局部肿胀,部分可见毛细血管扩张,颜色呈鲜红色。

2. 瘢痕凸起于皮肤表面,边界清晰,质地较韧或硬。

3. 局部偶尔伴感觉异常,如瘙痒或疼痛。

4. 局部功能受限。

【治疗原则与方案】

1. 查明病因,针对病因根据瘢痕所处的不同时期采用相应的办法,增生期以预防措施为主,成熟期以手术治疗为主。

2. 增生期的预防措施,可使用硅凝胶膜、注射治疗、光电治疗及浅表放射治疗进行预防。

3. 成熟期的增生性瘢痕,进行手术治疗或激光治疗,充分松解,矫正畸形。

4. 对于瘢痕体质患者或已反复出现瘢痕增生的患者,应定期随访治疗管理。

【临床路径】

1. 询问病史 注意询问致病原因、演变过程、局部刺激因素和以往治疗过程。

2. 局部检查 瘢痕局限于创口范围内,不会超出病损区。

3. 辅助检查 无。

4. 预防 重视面部瘢痕预防,定期严密创口检查,及时干预。

5. 处理 联合使用手术治疗、光电治疗、注射治疗、放射治疗及心理疏导等。

第二节 萎缩凹陷性瘢痕

【概述】

萎缩凹陷性瘢痕,常由于真皮层或皮下组织的缺损而导致皮肤表面凹陷畸形,如手术切口或烧伤、痤疮、水痘等的后遗症。这种类型的瘢痕常无症状,亦无功能障碍,患者常因面部凹陷畸形影响美观而来就诊,少数组织缺损严重的瘢痕,可能会伴发有功能障碍。

【诊断要点】

(一) 病史

明确的手术、外伤、痤疮或烧伤病史。

(二) 临床表现

1. 瘢痕整体低于皮肤表面,外形不协调。

2. 若部分瘢痕下存在组织缺损,如皮下组织、肌肉或骨骼组织的缺损而造成的凹陷,常伴有不同程度的功能障碍。

【治疗原则与方案】

1. 查明病因,针对病因,结合瘢痕的严重程度、范围进行治疗。

2. 对于一般无症状、无功能障碍的凹陷性瘢痕,可采用激光磨削、切除缝合、胶原蛋白注射、脂肪颗粒注射等。

3. 对于较为广泛的凹陷性瘢痕,在切除瘢痕组织的基础上,需要在凹陷处移植或填入组织,从而达到改善外形的目的。

4. 对于瘢痕下因组织缺损而造成的凹陷,常伴有不同程度的功能,需要在切除瘢痕组织松解粘连后,按照凹陷程度的轻重采用不同的充填方式来恢复正常外形。

【临床路径】

1. 询问病史   注意询问致病原因、演变过程、局部刺激因素、治疗过程。

2. 局部检查   对瘢痕的颜色、范围、质地、厚度、组织张力、组织缺损等评估。

3. 处理   采用二氧化碳激光治疗、外科手术和组织充填等,重视心理疏导。

第三节   挛缩性瘢痕

【概述】

挛缩性瘢痕是病理性瘢痕的一种,其发展也可分为三个时期:增生期、减退期和成熟期;按照瘢痕挛缩的程度可分为轻度、中度和重度。该类瘢痕造成的萎缩或增生常引起器官移位变形,功能受限,危害较大,而发生在颌面部关节部位的挛缩性瘢痕常造成颞下颌关节外强直,引起张口受限。

【诊断要点】

(一)病史

明确的创伤、感染、放疗或烧伤病史。

(二)临床表现

1. 发生于颞下颌关节区的挛缩性瘢痕常引起张口受限,髁突活动减弱或消失,开口困难或完全不能张口。

2. 发生在面颈部的挛缩性瘢痕,常引起颈部运动功能障碍。

【治疗原则与方案】

1. 查明病因,针对病因进行治疗,彻底解除挛缩是治疗的关键步骤。

2. 对普通的挛缩性瘢痕,可采用 Z 成形、W 成形、V-Y 或 Y-V 等皮瓣修复。

3. 对于大片的萎缩性瘢痕,应将瘢痕部分或全部切除,行中厚皮片或全厚皮片移植,必要时可行皮瓣治疗。

4. 对于挛缩较轻、瘢痕不深、非关节部位者,采用中厚皮片移植较为合适。

【临床路径】

1. 询问病史 注意询问致病原因、演变过程、局部刺激因素、治疗过程。

2. 局部检查 对挛缩性瘢痕的程度进行分级。

3. 处理 切断和切开挛缩瘢痕;凿开颌间粘连的骨质;用皮片或皮瓣消灭创面,必要时采用邻近组织皮瓣进行修补。

4. 预防复发 创口愈合后,应进行功能运动训练等。

5. 心理治疗 应做好患者及患者亲属的心理疏导工作,帮助患者建立合理的治疗预期,重建自信心。

(崔军辉)

第四章

牙创伤和牙槽突骨折

牙创伤及牙槽突骨折在口腔颌面部创伤中较为常见,多由于突然摔倒、外力打击、体育运动时受伤等引起,以前牙损伤及上颌牙槽突骨折最为多见,可单独发生也可合并其他部位的损伤同时发生。

第一节 牙 创 伤

牙创伤是指牙齿在突然的机械外力作用下发生于牙体硬组织、牙髓或牙周组织的急性损伤。根据牙外伤的具体情况可将牙创伤分为:牙折、牙挫伤和牙脱位。

一、牙折

【概述】

牙折是指牙齿受到突然的机械外力导致的牙体硬组织的急性损伤。多为突然摔倒、体育运动时受伤引起,也可因咀嚼时咬到砂石、碎骨、金属等硬物而发生。根据牙折的部位可将其分为:牙冠折、牙根折及冠根联合折断。

【诊断要点】

(一)病史

有明确的牙外伤史或咬硬物史。

(二)临床表现

1. 牙冠折

(1)釉质裂纹一般无自觉症状,肉眼观察往往不容易观察到釉质的裂纹痕迹,但利用灯光照射牙齿,便能容易发现釉质裂纹的走向,患牙叩诊阴性。

(2)单纯的釉质折断仅累及牙体釉质部分,牙体表面粗糙,边缘锐利,一般无自觉症状,温度测试不敏感,牙髓活力测试有反应,松动度正常,叩诊阴性。

(3)牙本质折断未累及牙髓时,可见牙本质暴露,探诊敏感,温度测试敏感,牙髓活力测试有反应或无反应,松动度正常,叩诊阴性。

(4)牙本质折断累及牙髓时,可见暴露的牙本质及牙髓腔,牙髓暴露并可见血液渗出,探诊、温度测试均极度敏感,患者进食时因食物摩擦牙髓可引起剧烈疼痛。

2. 牙根折 牙根折的判断必须通过 X 线片检查来确诊。

(1)根尖 1/3 根折:患者自觉患牙伸长、咬合疼痛。患牙轻度松动或不松动,可伴有牙半脱位症状,叩诊疼痛,牙龈沟内可见渗血,牙髓活力测试为阴性,但后期牙髓活力可发生变化。

(2)根中 1/3 根折:牙齿松动并向冠方移位,牙龈出血,叩诊疼痛,不能咬合,牙髓活力测试为阴性,但后期牙髓活力可发生变化。

(3)根颈 1/3 根折:牙齿松动度明显,牙移位明显,可伴有牙槽突骨折,咬合关系紊乱,牙龈出血,叩诊疼痛,牙髓活力测试为阴性,但后期牙髓活力可发生变化。

3. 冠根联合折断

(1)冠根联合折断未累及牙髓:牙冠牙根同时折断,折裂线穿过釉质、牙本质和牙骨质,无牙髓暴露,折裂断片松动,但仍与牙龈相连,牙周组织无出血或轻微渗血,叩诊疼痛,探诊及温度测试敏感,牙髓活力测试阳性。

(2)冠根联合折断累及牙髓:牙冠牙根同时折断,折裂线穿过釉质、牙本质和牙骨质,并且有牙髓暴露,牙髓腔内可见血液溢出,折裂断片松动、移位,但仍与牙龈或牙周膜相连,叩诊疼痛,探诊、温度测试均极度敏感,患者进食时因食物摩擦暴露的牙髓可引起剧烈疼痛,通常伴有牙周组织的出血。

(三)辅助检查

1. 牙冠折

(1)釉质裂纹 X 线检查时牙体无明显异常。

(2)单纯的釉质折断 X 线片显示仅为釉质缺损,其余牙体无异常。

(3) 牙本质折断未累及牙髓时,X线片可见牙冠缺损近髓腔,牙周膜影像可无改变,牙根无折断和移位。

(4) 牙本质折断累及牙髓时,X线片可见牙冠缺损,髓腔暴露,牙根无折断和移位。

2. 牙根折 X线片显示为不整齐的细线条状密度减低的影像,断端之间可有轻度错位;若根折后较长时间行X线片检查则可见断端吸收、线状裂缝宽而整齐。有些根折在X线片上并不明显,可以通过改变投照角度重新拍摄X线片或拍摄CBCT以明确诊断。

3. 冠根联合折断 若折裂方向为唇舌向,X线片可以清晰地显示牙冠缺损及牙根折的部位;若折裂方向为近远中向,X线片很难显示,此时可以拍摄CBCT来显示折裂的范围和方向。

【治疗原则与方案】

治疗原则:尽量保留患牙,恢复期形态和功能;若治疗效果差,或已形成慢性病灶,应及时予以拔除。

治疗方案需根据病情而定,具体方案如下:

1. 牙冠折

(1) 釉质裂纹:一般情况下,无需特殊处理。

(2) 釉质折断:只需调磨断面锐利的边缘。

(3) 牙本质折断未累及牙髓:若患者保留有牙折裂片,可将牙折裂片粘接于牙齿上;若患者未保留牙折裂片,需要对暴露的牙本质先进行护髓处理(氢氧化钙),再利用复合树脂恢复牙齿外形及生理功能。

(4) 牙本质折断已累及牙髓:对于根尖尚未形成的年轻恒牙,需在局麻下,先行直接盖髓术或活髓切断术,再利用复合树脂恢复牙齿外形及生理功能;对于牙髓感染严重且根尖尚未形成的年轻恒牙,应去除牙髓,行根管预备,感染控制后行根尖诱导成形术,待牙根发育完全,根尖孔闭合后再完善根管治疗术,术后1~2周可行冠修复或树脂美容修复;对于根尖孔已经形成的成年人,应先行根管治疗术,术后1~2周再行冠修复或树脂美容修复。

2. 牙根折

(1) 根尖1/3根折:若患牙不松动,无需特殊处理,仅需降低咬合,嘱患者进软食两周;患牙半脱位时可出现轻度松动,此时需在局麻下将半脱位牙齿复位,再行牙弓夹板固定,固定4周。定期观察患牙,若患牙出现自发痛或根尖区暗影时,应及时行根管治疗术,再行根尖切除术。

(2) 根中 1/3 根折:如果根折线错位不明显,可行牙弓夹板固定并降低咬合,固定 4 周,定期复查,若患牙出现牙髓坏死或者牙髓炎症状时,需行根管治疗术;如果根折线错位明显,牙周间隙增宽,应考虑拔除患牙。

(3) 根颈 1/3 根折:将折断的牙冠部分拔除,若根折在龈下 2~3mm,可保留牙根,且行根管治疗术,术后行桩核冠修复;若根折超过 3mm,建议拔除患牙。

3. 冠根联合折断

(1) 冠根联合折断未累及牙髓:若患者保留有牙折裂片,应利用树脂粘接技术将其粘接到患牙上;若患者未保留有牙折裂片,可在近髓处间接盖髓,再行复合树脂充填,恢复牙齿外形和功能,术后定期复查牙髓活力,若出现牙髓炎或牙髓坏死症状应及时行根管治疗术。

(2) 冠根联合折断累及牙髓:研究表明此类型牙折,各种治疗效果均不佳,建议拔除。

【临床路径】

1. 询问病史　详细询问患者受伤原因、时间、地点、受力方向及诊疗过程。

2. 体格检查　全身情况检查、口腔颌面部专科检查。

3. 辅助检查　常规行 X 线片检查以明确诊断,诊断不明确可行 CBCT 检查。

4. 治疗　根据牙折的不同类型选择相应的治疗方案。

5. 随访　术后定期复查。

二、牙挫伤

【概述】

牙挫伤也称牙震荡,是指牙齿受到直接或者间接外力碰撞后发生的钝性伤害,主要影响牙周组织和牙髓组织。常因牙齿受到碰撞、打击或者进食时咬到砂石、碎骨等引起,伤后可出现不同程度的自发痛、咬合痛、冷热刺激痛和患牙伸长感,通常没有异常的松动和移位。

【诊断要点】

1. 病史　有明确的牙外伤史。

2. 临床表现　患者自觉患牙伸长、酸痛及明显的咬合不适;患牙不松动,叩诊不适或疼痛,温度测试正常,牙髓活力测试结果阳性。

3. 辅助检查　X 线片显示牙齿位于牙槽窝的正常位置,无异常情况。

【治疗原则与方案】

无需特殊处理,必要时,可适当降低患牙咬合。定期复诊观察患牙牙髓活力状况,如出现牙髓坏死,应行根管治疗术。嘱患者勿用患牙咀嚼食物,进软食两周。

【临床路径】

1. 询问病史 详细询问患者受伤原因、时间、地点、受力方向及诊疗过程。

2. 体格检查 全身情况检查、口腔颌面部专科检查。

3. 辅助检查 常规行 X 线片检查以明确诊断。

4. 治疗 无需特殊处理。

5. 随访 术后定期复查。

三、牙脱位

【概述】

牙脱位是指牙齿在外力作用下脱离了牙槽窝内原有的位置。根据创伤的程度可将牙脱位分为牙部分脱位和牙完全脱位,其中牙部分脱位又可细分为:半脱位、脱出性牙脱位、侧方脱位和嵌入性脱位。其临床表现为牙齿在牙槽窝中的位置有明显改变或脱出。

【诊断要点】

(一)病史

有明确的牙外伤史。

(二)临床表现

1. 半脱位 是指牙齿受外伤后,牙周支持组织的损伤,出现牙齿异常动度,但没有移位。临床表现为牙齿松动,龈沟内渗血,叩诊疼痛,牙髓活力测试起初无反应,提示短暂的牙髓损伤,需密切关注牙髓活力。

2. 脱出性牙脱位 牙齿在外力作用下,从牙齿长轴方向部分脱出于牙槽窝。患牙明显伸长并向切端移位,牙齿松动,龈沟内出血,牙髓活力测试无反应。

3. 侧方脱位 牙齿在外力作用下,偏离牙齿长轴方向脱出于牙槽窝。临床检查牙齿偏离其长轴方向移位,通常是腭侧移位,伴有牙槽窝骨折,牙齿不松动,咬合关系紊乱,龈沟内可有血液渗出,叩诊疼痛,叩诊呈高调固连音,牙髓活力测试无反应。

4. 嵌入性脱位 牙齿沿长轴方向向牙槽窝深部移位,嵌入牙槽骨中。临床检查发现牙冠变短,牙齿不松动,牙龈出血,叩诊疼痛,叩诊为高调金属音,牙髓活力测试无反应。

5. 完全脱位 牙齿在外力作用下从牙槽窝中完全脱出,牙槽窝空虚或充满血凝块。

(三)辅助检查

1. 半脱位 X线片显示牙齿在牙槽窝的正常位置,牙周膜间隙正常或稍有增宽。

2. 脱出性牙脱位 X线片显示牙齿移位,牙槽窝根尖部明显空虚。

3. 侧方脱位 X线片显示牙齿移位,牙根偏离中心,根尖或侧方牙槽窝空虚,有时可见牙槽骨骨折。

4. 嵌入性脱位 X线片显示牙齿向根尖方向移位,牙周膜间隙部分或全部消失。

5. 完全脱位 X线片显示牙槽窝空虚,有时可见牙槽窝的骨折线影像。

【治疗原则与方案】

治疗原则:尽早复位,并进行固定,尽量保留患牙。

治疗方案需根据病情而定,具体方案如下:

1. 半脱位

(1)若患牙存在咬合创伤,可将对颌牙调低。

(2)将松动患牙利用牙弓夹板进行松牙固定,固定时间为2~4周。

(3)密切关注患牙牙髓活力情况,若牙髓活力测试为阳性,则无需处理;若牙髓活力测试无反应或出现牙体变色的情况,则需行根管治疗术。

(4)嘱患者勿咬硬物,进软食2周。

2. 脱出性牙脱位

(1)局麻下,手法复位患牙,使其恢复正常的咬合关系,随后利用牙弓夹板进行松牙固定,固定时间为2~4周。

(2)可适当降低咬合,使患牙得到休息。

(3)密切关注患牙牙髓活力情况,一般根尖孔未闭合的年轻恒牙牙髓活力能够逐渐恢复,对于根尖孔已经发育完成的恒牙,若牙髓活力测试无反应或出现牙体变色的情况,则需及时行根管治疗术。

(4)嘱患者勿咬硬物,进软食2周。

3. 侧方脱位 治疗方法同"脱出性牙脱位"。

4. 嵌入性脱位

(1) 根尖开放的牙齿:嵌入 7mm 以下,无需特殊处理,待其自然萌出,若 3 周牙齿没有明显的萌出迹象,可行正畸牵引复位;嵌入超过 7mm,在局麻下,利用拔牙钳将患牙迁出至正常位置,复位牙槽窝,牙弓夹板固定 6~8 周。

(2) 根尖闭合的牙齿:嵌入 3mm 以下且患者小于 17 周岁,无需特殊处理,待其自然萌出,若 3 周牙齿没有明显的萌出迹象,可行正畸牵引复位;嵌入 3~7mm,可行正畸牵引复位;嵌入超过 7mm,在局麻下,利用拔牙钳将患牙牵出至正常位置,复位牙槽窝,牙弓夹板固定 6~8 周。

(3) 定期复查患牙牙髓活力情况,一般牙髓坏死出现在术后 2~3 周,若出现牙髓坏死,需行根管治疗。

5. 完全脱位

(1) 患者就诊时已将患牙植回拔牙窝中,此时,不要将患牙取出,可在局麻下,利用生理盐水冲洗损伤部位,再缝合撕裂的牙龈,拍 X 线片确认牙齿再植的位置是否正确,利用弹性夹板固定患牙 2 周。

(2) 患者就诊时牙齿被保存在生理性储存介质中和 / 或口外干燥时间不超过 1 小时,将牙齿浸泡于生理盐水中,不能用手触碰到牙根的任何位置,不能搔刮牙根面组织,随后在局麻下,用生理盐水将牙槽窝清理干净,将牙齿缓慢植入牙槽窝中恢复牙齿的正常咬合关系,缝合牙龈组织,并用牙周弹性夹板固定患牙 2 周。

(3) 患者就诊时脱落的牙齿已经在体外干燥的情况下超过 1 小时,此时牙周膜已完全坏死,应将牙齿根面的牙周组织去除干净,体外行根管治疗术,在植入患牙之前将患牙置于 2% 氟化钠水溶液中浸泡 20 分钟,随后在局麻下,用生理盐水将牙槽窝清理干净,将牙齿缓慢植入牙槽窝中恢复牙齿的正常咬合关系,缝合牙龈组织,并用牙周弹性夹板固定患牙 2 周。

(4) 术后应注射破伤风抗毒素,口服抗生素 1 周;定期复查,检查牙髓活力情况,若出现牙髓坏死症状,及时行根管治疗。

(5) 嘱患者进软食 2 周,注意口腔卫生,漱口水漱口。

【临床路径】

1. 询问病史 详细询问患者受伤原因、时间、地点、受力方向及诊疗过程。

2. 体格检查 全身情况检查、口腔颌面部专科检查。

3. 辅助检查 常规行 X 线片检查以明确诊断。

4. 治疗 根据牙脱位的具体情况选择合适的治疗方案进行处理。

5. 随访 术后定期复查。

第二节　牙槽突骨折

【概述】

牙槽突骨折是指在外力作用下颌牙槽突的骨折,也可累及牙槽窝。多见于上颌前牙区,可以单独发生,也可合并颌面其余部位软硬组织损伤,常伴有牙折、牙挫伤及牙脱位。

【诊断要点】

1. 病史　有明确的颌面部外伤史。

2. 临床表现　受伤部位常可见唇及牙龈组织撕裂伤、出血和肿胀,骨折片及累及的牙齿发生松动和移位,摇动一颗牙齿,骨折片上的牙齿随之移动,其他牙齿不动。牙槽骨错位,牙弓连续性中断,咬合关系紊乱。常伴有牙折、牙挫伤及牙脱位等表现。

3. 辅助检查　全景片可见不规则、不整齐的密度减低骨折线,骨折线的水平部分可见于牙颈部到根尖部的任何位置,有时可见损伤的患牙。

4. 鉴别诊断　牙槽突骨折需要与牙根折做鉴别诊断。牙根折表现为牙齿松动移位,牙龈出血,摇动患牙时周围的牙齿不会随之移动;牙槽突骨折摇动患牙时,周围几颗牙齿能够随着骨折片一起移动。影像学可以通过改变中央光束的角度来判断区别:改变中央光束的角度,牙根折时折断线的位置不会发生改变,而牙槽突骨折中,折断线会随光束角度的变化而上下移动。

【治疗原则与方案】

治疗原则:准确复位,妥善固定,尽量保存骨组织,恢复牙槽突高度,保留周围软组织,尽早关闭创口。

治疗方案需根据病情而定,具体方案如下:

1. 外固定技术　适用于较简单、复位较容易的新鲜牙槽突骨折。采用牙弓夹板进行固定,复位标准以恢复咬合关系为准。

2. 内固定技术　适用于有足够骨量的新鲜牙槽突骨折,或牙槽突陈旧性骨折及外固定技术失败时。采用切开复位内固定技术对牙槽突骨折进行复位和固定。

3. 对于无邻牙且骨折片较小时无法做内固定时,应摘除骨折片,清理创面,缝合伤口,缺失牙及骨组织待二期进行整复。

4. 对于伴有牙创伤者,应该按照伤情的具体情况进行相应处理。

【临床路径】

1. 询问病史　详细询问患者受伤原因、时间、地点、受力方向及诊疗过程。

2. 体格检查　全身情况检查、口腔颌面部专科检查。

3. 辅助检查　常规行全景片检查以明确诊断。

4. 治疗　根据牙槽突骨折的具体情况选择合适的治疗方案进行处理。

5. 随访　术后定期复查。

（杨　波）

第五章

下颌骨骨折

下颌骨位于面下 1/3,由于下颌骨的特殊形态及力学特点,容易造成下颌骨多处部位的同时骨折,是颌面部最常见的骨折。下颌骨骨折根据部位可分为颏部、颏孔区、下颌角、髁突等骨折。

第一节　颏 部 骨 折

【概述】

颏部位置特殊,且该处扭力较大,由于肌肉附着骨折后常伴后缩,导致整个下颌弓增宽,同时感染的风险较大。

【诊断要点】

(一)病史

有明确的外伤史,重点了解创伤力的方向和作用的部位。

(二)临床表现

1. 颏部骨折导致的咬合错乱常伴后缩导致整个下颌弓增大,特别是舌后缩伴口底血肿是导致患者呼吸困难的主要因素。

2. 颏部骨折导致的张口受限多因下颌运动时骨折断端摩擦而剧痛,咀嚼肌运动失调和反射性痉挛,使下颌活动受限,不能张口,影响语言、进食和吞咽。

(三)辅助检查

全景片、螺旋 CT 等可明确骨折部位及移位情况。但应注意全景片上影像重叠,颏部骨结构显示不清。

【治疗原则与方案】

治疗目标是解剖复位颏部骨折,恢复并保持伤前的咬合。治疗原则是骨折正确的复位和可靠的固定,避免感染。

治疗方法:

1. 颌间固定(牵引) 适用于无明显移位的线形骨折。目前最常用的方法为颌间固定,是在上下颌牙弓上结扎牙弓夹板或颌间固位钉,然后用橡皮圈将上下颌骨固定在一起,以上颌完好的牙弓为依据,恢复伤前咬合关系,从而保持下颌骨的连续性。

2. 下颌骨颏部骨折切开复位内固定术 手术径路可采用颏下切口或经口内前庭沟切口。后缩不明显者多采用两个小型接骨板平行固定,后缩严重者则需小型板加重建板坚强固定;对于粉碎性颏部骨折,则需使用钛网、微型板或小型板复位固定粉碎的骨块,并采用重建板恢复颏部连续性。接骨板系统除了小型接骨板,还可以选择拉力螺钉。拉力螺钉接骨术是完全的骨折片段间的坚固固定,其特殊性在于螺钉孔的制备要求。当螺钉拧紧时,只对螺钉尖端的深面骨端起作用,而对螺帽附近的骨端无作用;反之,接骨板是通过骨外层皮质的压力带提供固定的稳定性。

【注意事项】

1. 复位固定时应注意舌侧移位骨块的处理。

2. 注意观察与处理口底血肿,必要时及时清理,避免影响呼吸及后期感染。

【临床路径】

1. 询问病史 详细询问患者受伤原因、时间、地点及诊疗过程。

2. 临床检查 必须全面评价骨折导致的面部形态和功能状况。

3. 辅助检查 进行影像学检查以明确诊断。

4. 处理 全身及局部对症支持治疗,并根据骨折情况特别是感染区域,选用不同的治疗方法。

5. 随访 术后定期复查。

第二节 颏孔区骨折

【概述】

颏孔多位于前磨牙根尖下方。该部位骨折移位,除受肌肉牵拉外还与骨折线的倾斜度有关。

【诊断要点】

1. 病史 有明确的外伤史。

2. 临床表现 颏孔区骨折常导致面部软组织肿胀、疼痛、出血,下唇麻木,骨折段移位,咬合紊乱及张口受限等。

3. 辅助检查 全景片及螺旋 CT。全景片可显示该区域骨折位置、范围等情况,而螺旋 CT 可明确骨折移位程度及与颏孔的空间关系。

【治疗原则与方案】

治疗目标及原则:解剖复位颏孔区骨折,坚固固定恢复骨的连续性并保持伤前的咬合。

治疗方法:

1. 颌间固定(牵引) 适用于无明显移位的线形骨折。

2. 下颌骨颏孔区骨折切开复位内固定术 手术径路可采用下颌下切口或经口内前庭沟切口。由于活动时产生在下颌下缘的压力,下颌颏孔区的骨折需在近下颌骨上缘与牙槽突并列安置小型接骨板,并起到张力带的作用。如果骨折错位严重或为粉碎性骨折,此时应用重建板可增加复位的稳定性,可早期获得功能活动。

【临床路径】

1. 询问病史 详细询问患者受伤原因、时间、地点及诊疗过程。

2. 临床检查 必须全面评价骨折导致的面部形态和功能状况。

3. 辅助检查 进行影像学检查以明确诊断。

4. 处理 全身及局部对症支持治疗。

5. 随访 术后定期复查。

第三节 下颌角骨折

【概述】

下颌角骨折多为线形骨折,分为有利型和不利型骨折。该部位骨折移位,除受肌肉牵拉外还与骨折线的倾斜度有关。单纯的下颌角部骨折,骨折线多由角部斜向前上,如果骨折线在咬肌和翼内肌附着区内,则多不发生移位;当骨折线在咬肌前缘,则有明显移位。短骨折段受升颌肌群牵拉向上前,长骨折段被降颌肌群拉向下后,向前的升支与下颌体部分重叠,压迫下牙槽神经血管束,伤者多有下唇麻木的症状。

【诊断要点】

1. 病史 有明确的外伤史。

2. 临床表现 下颌角骨折常导致面部软组织肿胀、疼痛、出血,下唇麻木,骨折段移位,咬合紊乱及张口受限等。

3. 辅助检查 全景片及螺旋 CT 三维重建图像可明确骨折部位、移位情况及与下颌磨牙的关系。

【治疗原则与方案】

治疗原则是解剖复位下颌角骨折,可靠的固定以恢复下颌骨的连续性并保持伤前的咬合。

治疗方法:下颌角部的骨折通常在下颌下缘使用两个平行的小型接骨板固定可以得到牢固的复位固定,这是因为下颌运动时在下颌骨下缘将产生扭动错位或骨折片分离。当下颌骨的外上面有充分接触,且下颌骨下缘已行复位,由于肌肉的功能力量在下颌骨上缘产生张力以及下缘产生的压力,可以通过在下颌骨上缘外斜线上放置接骨板来达到平衡和稳定,这时只用一个接骨板即可固定下颌角部的骨折,减少了治疗时间及手术创伤。但需要指出的是这种方式还称不上坚固内固定。当下颌角骨折合并有一侧下颌骨体或髁突骨折,就必须使用能达到应力承载作用的接骨板系统如重建板,保证各个部位骨折的坚固内固定,防止产生骨折舌侧间隙和分离。

【注意事项】

1. 根据骨折线走行与骨折移位程度,合理选择口内切口和口外切口。

2. 复位固定时应注意骨折线上阻生牙的影响,为避免感染,可拔除阻生牙。

【临床路径】

1. 询问病史　详细询问患者受伤原因、时间、地点及诊疗过程。

2. 临床检查　必须全面评价骨折导致的面部形态和功能状况。

3. 辅助检查　进行影像学检查以明确诊断。

4. 处理　全身及局部对症支持治疗。

5. 随访　术后定期复查。

第四节　髁突骨折

髁突骨折多因间接暴力所致。髁突位于颅底关节窝内,加上髁突颈以上包裹于关节囊内,使髁突相对固定。当下颌骨颏部正中受到向后上方的外力打击,升支向后上方移位,而髁突因颅底阻挡位置相对恒定,造成髁突与升支之间的非同步移位而致髁突折断。当下颌颏孔区或升支部遭受侧向暴力后,升支将沿侧向力方向水平移位而髁突受关节窝阻挡,不能随之移动而折断。根据折断部位不同,分为高位、中位、低位髁突骨折。

一、高位髁突骨折

【概述】

高位髁突骨折也称髁头骨折或关节囊内骨折,约占髁突骨折的 10%。

【诊断要点】

1. 病史　有明确的外伤史。

2. 临床表现　髁突高位骨折常伴有软组织肿胀,关节疼痛,可导致咬合错乱及张口受限,外耳道出血或脑脊液漏。

3. 辅助检查　全景片、螺旋 CT 或 CBCT。尤其是 CT 检查可明确骨折移位程度、是否存在粉碎性骨块。

【治疗原则与方案】

治疗目标是改善或恢复张口度,恢复并保持伤前的咬合。治疗原则是正确的复位、长期功能训练和强化随访。

治疗方法:

1. 保守治疗　采用颌间牵引复位固定的非手术治疗。采用上、下颌牙列置放牙弓夹板或颌间固位钉,通过颌间牵引,使上移的下颌升支下移,重新完成骨连接。通常在早接触的磨牙上放置2~3mm的橡皮垫,橡皮垫厚度要适中,过薄衬垫作用小,过厚则影响牙尖交错位咬合,可在牵引期间调整其厚度。固定时间:成人2~3周,儿童10~14天。

2. 功能锻炼　关节及髁突损伤后,功能锻炼非常重要,尤其是儿童骨折,应在10~14天后逐渐开始行张口训练,张口训练本身即可矫正轻度的咬合紊乱和因颌周肌群张力失衡造成的肌性咬合紊乱和异常颌位。有人主张儿童骨折后,可在夜间行颌间牵引,在白天仍保持功能锻炼。

3. 手术治疗　采用耳前切口,暴露髁突骨折处,在直视下将髁突复位,将髁突与下颌升支上端对合,并做骨内固定,重建下颌骨的形态和功能。手术治疗适用于严重移位或脱位的髁突骨折,经保守治疗不易获得预期疗效。伤后咬合关系差,下颌运动及张口度均受到较大影响者。需要指出的是,绝大多数学者都赞同对儿童髁突高位骨折应慎重选择手术治疗。

【临床路径】

1. 询问病史　详细询问患者受伤原因、时间、地点及诊疗过程。

2. 临床检查　必须全面评价骨折导致的面部形态和功能状况。

3. 辅助检查　进行影像学检查以明确诊断。

4. 处理　全身及局部对症支持治疗,并根据骨折情况选用不同的治疗方法。

5. 随访　术后定期复查。

二、中位髁突骨折

【概述】

中位髁突骨折即通常所称的髁突颈骨折,骨折线在髁突颈部。

【诊断要点】

1. 病史　有明确的外伤史。

2. 临床表现　中位髁突骨折常伴有软组织肿胀、关节疼痛,外耳道出血或脑脊液漏;可导致咬合错乱及张口受限;容易出现颞下颌关节紊乱病及关节强直。

3. 辅助检查　全景片、CBCT或螺旋CT三维重建图像可明确骨折部位及移位情况。

【治疗原则与方案】

治疗目标是改善或恢复张口度,恢复并保持伤前的咬合。治疗原则是正确的复位固定、长期功能训练和强化随访。

治疗方法：

1. 保守治疗 适用于移位不明显,张口训练有效者。其中功能锻炼非常重要,尤其是儿童骨折,应在早期逐渐开始行张口训练,张口训练本身即可矫正轻度的咬合紊乱和因颌周肌群张力失衡造成的肌性咬合紊乱和异常颌位。

2. 手术治疗 适用于髁突骨折移位较大者(或倾斜角度大于30°);陈旧性髁突骨折已错位愈合并影响张口度及面型者。根据具体情况可采用耳前切口、颌后切口、经腮腺前缘入路颌后切口等手术入路。

【临床路径】

1. 询问病史 详细询问患者受伤原因、时间、地点及诊疗过程。

2. 临床检查 必须全面评价骨折导致的面部形态和功能状况。

3. 辅助检查 进行影像学检查以明确诊断。

4. 处理 全身及局部对症支持治疗,并根据骨折情况选用不同的治疗方法。

5. 随访 术后定期复查。

三、低位髁突骨折

【概述】

髁突低位骨折,骨折线更低,在髁颈下方,可累及部分下颌升支。

【诊断要点】

1. 病史 有明确的外伤史。

2. 临床表现 低位髁突骨折常伴有软组织肿胀,关节疼痛,外耳道出血或脑脊液漏;可导致咬合错乱及张口受限;容易出现颞下颌关节紊乱病及关节强直。

3. 辅助检查 全景片、CBCT 或螺旋 CT 三维重建图像可明确骨折部位及移位情况。

【治疗原则与方案】

治疗目标是解剖复位髁突骨折,恢复并保持伤前的咬合。治疗原则是正确的复位、可靠的固定与早期功能训练。

治疗方法：

1. 保守治疗 适用于移位不明显,张口训练有效者。其中功能锻炼非常重要,尤其是儿童骨折,应在早期逐渐开始行张口训练。

2. 手术治疗　适用于髁突移位后的倾斜角度明显者；陈旧性髁突骨折已错位愈合者。根据具体情况可采用下颌后切口、经腮腺前缘入路颌后切口等手术入路。

【临床路径】

1. 询问病史　详细询问患者受伤原因、时间、地点及诊疗过程。

2. 临床检查　必须全面评价骨折导致的面部形态和功能状况。

3. 辅助检查　进行影像学检查以明确诊断。

4. 处理　全身及局部对症支持治疗，并根据骨折情况选用不同的治疗方法。

5. 随访　术后定期复查。

（汤　炜）

第六章

上颌骨骨折

【概述】

上颌骨骨折(maxillary fracture)多见于青壮年,多由致伤外力直接作用于面中部而引起,由于上颌骨与额骨、颧骨、鼻骨、犁骨、筛骨、泪骨、蝶骨和腭骨相连,当面中部受到较大外力时,外力沿这些突起传递到邻近骨骼,常引起相连诸骨同时骨折,因而上颌骨骨折常为多发性骨折,单纯线形骨折较少。上颌骨载有上颌牙列,其骨折常引起咬合紊乱,从而严重妨碍患者的咀嚼、吞咽等功能。此外,上颌骨是面中部的重要组成部分,与面部的突度密切相关。因此,上颌骨骨折对患者的容貌和功能均有严重的不良影响。

上颌骨骨折的分类方法有多种,其中临床应用最广的是 Le Fort 分类,该分类方法将上颌骨骨折分为以下 3 型:

Le Fort Ⅰ型:牙槽嵴根部水平骨折,骨折线经梨状孔下缘、牙槽突基部,绕颧牙槽嵴和上颌结节向后至翼板下 1/3;

Le Fort Ⅱ型:上颌中央三角区骨折,骨折线从鼻根部向两侧,经泪骨、眶下缘、颧上颌缝,绕上颌骨外侧壁向后至翼板上 2/3;

Le Fort Ⅲ型:颅面分离骨折,骨折线经鼻额缝,横跨眼眶,再经颧额缝向后下至翼板根部。

上述 3 种骨折均为上颌骨横行骨折,除此之外,临床中还常见上颌骨矢状向骨折,又称上颌骨纵行骨折,骨折线位于正中或正中旁,垂直或斜行向上,将上颌骨分裂为两半。

上述骨折中,Le Fort Ⅰ型骨折对咬合影响较大,对面容影响相对较小;Le Fort Ⅱ型及Ⅲ型骨折不仅影响咬合,对面容也常有严重影响,且常伴有颅底骨折、眶周骨折等并发伤,诊治难度相对更高;上颌骨矢状骨折则常表现为牙弓增宽和咬合错乱。

【诊断要点】

（一）病史

面部外伤病史，多为致伤外力直接撞击面中部。

（二）临床表现

1. 咬合错乱 咬合错乱是上颌骨骨折的常见临床表现，其具体发生情况则根据骨块类型及移位情况而定。多数情况下，上颌牙列随上颌骨骨折段向下、向后移位，而导致患侧后牙早接触，前牙开𬌗。如果上颌骨受前方外力打击而向后移位，则会出现前牙反𬌗。如伴有上颌骨矢状骨折，则可能出现上颌牙列增宽、单侧后牙深覆盖，甚至锁𬌗等。若为单纯的上颌骨前壁或后壁骨折，不影响上颌牙列者，不发生咬合错乱。

2. 面中部凹陷畸形或长面畸形 上颌骨骨折时遭受的暴力多来自于面前方和侧向，向后、向内击打所致，上颌骨骨折沿作用力的方向向后、内移位，造成面中部凹陷畸形；同时，骨折段在自身重力的作用下下垂，使面中1/3 变长，造成长面畸形；附着于上颌骨后方，翼内、外板的翼内肌、翼外肌的牵拉也使上颌骨骨折段向下、向后移位，这些均加重了面中部畸形。应注意的是，如果仅为线形骨折或简单骨折而无骨折段移位时，不会引起上述畸形。

3. 面中部肿胀和淤血 面中部血供丰富、软组织结构疏松，受伤后极易发生明显的肿胀和组织内出血，淤积而呈靛青色或紫红色。因此，新鲜上颌骨骨折均伴有面中部的肿胀和淤血。在面中部各部位中，眶周骨质菲薄，血供最为丰富，如上颌骨骨折伴发眶壁骨折，则眶周肿胀和淤血尤为明显，严重者出现不能张眼等表现，对此类患者应考虑到眶周骨折的可能，仔细检查其是否存在眶周骨折的其他症状，如：眼球突起或内陷、复视、眼球转动障碍等，并认真视察 CT 检查结果，以免漏诊，耽误治疗时机。如为陈旧性骨折，则面中部肿胀和淤血多已消退。

4. 眶下区域麻木 多见于 Le Fort Ⅱ型骨折。由于骨折线经过眶下管，骨折片压迫经过眶内管的眶下神经所致，也见于上颌窦前壁骨折，骨折片压迫眶下神经，出现眶下区皮肤感觉消失。

5. 其他 除上述临床表现外，上颌骨骨折因其骨折部位、类型、伴随伤不同还可存在其他临床表现，如上颌骨 Le Fort Ⅲ型骨折，若波及颅底，可能引起颅底骨折和硬脑膜破裂，导致脑脊液鼻漏或耳漏；嗅神经损伤引起嗅觉障碍；口腔或鼻腔出血等。

（三）辅助检查

1. CT 及三维重建　拍摄 CT 是上颌骨骨折首选,也是必备的辅助检查,主要观察骨折线的走行和位置、骨折段的移位情况。CT 可分为螺旋 CT 和锥形束 CT,螺旋 CT 范围较大,对软硬组织可清楚显示,是上颌骨骨折首选的辅助检查方法;锥形束 CT 对硬组织显影较好,软组织显影欠佳。在 CT 的基础上,采用计算机技术,对上颌骨实施三维重建,可将上颌骨形成三维立体图像,可清晰显示各结构、骨折片之间的空间位置关系。对于 CT 检查获得的数据,采用数字外科专用软件可以实施虚拟手术,为手术方案制订及预后判断提供参考依据。

2. X 线检查　对于上颌骨骨折,常用的 X 线检查技术是全景片和华氏位片,通过这两种检查,可以观察到骨折线的走行和骨折段移位情况。

3. 快速成形及 3D 打印模型　对于复杂或陈旧性上颌骨骨折,可采用快速成形技术或 3D 打印技术获得三维实体模型,不但可以直观的显示出骨折信息,还可在此基础上进行接骨板预成形或模板设计,从而实现骨折精确复位、缩短手术时间和准确预后评估等目标,提高治疗的效果。

【治疗原则与方案】

上颌骨骨折的治疗原则包括:①早期首先应重视与生命相关创伤的抢救,维持生命体征平稳;②全身情况稳定后应尽早复位固定;③尽量解剖复位,恢复面中 1/3 的正常构架,如为陈旧性上颌骨骨折,由于复位标识点丧失等原因无法实现解剖复位,则应实施功能性复位,先恢复上颌牙与下颌牙之间的正常咬合关系。

上颌骨骨折的治疗方案可分为手法复位、牵引复位和切开复位三类。传统的方法是手法和牵引复位,而切开复位以其准确的复位、可靠的固定和可实施早期功能训练,应用越来越广,已经成为临床首选的治疗方法。

（一）手法复位

上颌骨附丽的肌肉力量薄弱,部分简单的新鲜上颌骨骨折可采用手法复位。手法复位方法简便、快捷,缺点是力量有限,对于骨折时间较久或多发性、粉碎性骨折,均不适合应用。

（二）牵引复位

多用于手法不能完全复位的新鲜上颌骨骨折。根据牵引时的支撑位置可分为颅颌牵引和颌间牵引。

（三）切开复位内固定

上颌骨骨折常为多发性骨折或粉碎性骨折,累及颧骨、颧弓、眶周及鼻骨、筛骨等,这些受累骨骼远离口腔,错位后不能通过移动上颌牙齿来移动错位的骨折段。因此,对于多数上颌骨骨折,只能采用切开复位内固定术予以治疗,方能达到解剖复位和稳定固定,重塑面中部的原有外形,并恢复其功能。

1. 手术入路 上颌骨骨折的常用手术入路有口内前庭沟切口、眶周小切口和头皮冠状切口。对于上颌骨 Le Fort I 型骨折、半侧牙槽突骨折、上颌正中分离骨折和部分 Le Fort II 型骨折的复位和固定,仅采用单纯的口内前庭沟切口即可完成手术。对于涉及面中部中 1/3 的上颌骨骨折,如上颌骨 Le Fort II 型、III 型骨折合并颧骨鼻骨骨折,可考虑联合应用口内前庭沟切口和眶周小切口;对于涉及面中部上 1/3 的上颌骨骨折,如上颌骨伴有眶内、外缘、颧弓骨折、筛窦骨折、鼻骨骨折,可采用头皮冠状切口,也可多个切口同时应用;对于开放性骨折或有明显皮肤瘢痕者,可经开放性创口或瘢痕入路。总之,应根据美观性好、风险低、创伤小、显露好的原则选择最佳手术入路。

2. 内固定方法 上颌骨骨折的内固定多采用接骨板固定,简单骨折可采用可吸收接骨板及螺钉固定;复杂或严重的粉碎性骨折则应采用钛及钛合金接骨板和螺钉固定。固定部位应选择在面中部的支柱部位,如眶内、外、下缘,颧牙槽嵴、颧弓以及鼻底前嵴下、梨状孔两侧。

【临床路径】

1. 询问病史 受伤原因及过程和前期诊疗过程。
2. 体格检查 首先检查全身情况,再检查咬合关系、面型等。
3. 辅助检查 CT 检查并做三维重建。
4. 治疗 首选手术切开复位内固定术。
5. 预防 交通、工作、运动时注意防护,避免事故发生。

(刘 磊)

第七章

颧骨颧弓骨折

【概述】

颧骨和颧弓突出于面部,较易受到外力的撞击创伤发生颧骨颧弓骨折(fracture of zygoma and zygomatic arch),是颌面部较常发生外伤的部位之一。其与上颌骨、额骨、蝶骨和颞骨相连,常形成以颧突为中心的多个骨同时发生骨折。

【诊断要点】

(一)病史

多因交通事故或斗殴等导致。

(二)临床表现

1. 面部畸形　双侧面部不对称,出现颧上部的塌陷或颧突的下移,局部可扪及骨连续性中断或骨台阶感及局部压痛,颧骨体骨折者可在口内前庭沟触及骨台阶感。注意常因创伤后组织肿胀等掩盖症状。

2. 张口受限　当颧骨、颧弓骨折出现内陷移位时,骨折片可压迫颞肌和喙突,出现张口受限及疼痛。

3. 复视、眼球运动障碍、眼球内陷等　颧骨骨折累及眶外侧缘及眶下缘时,可能导致眶壁的缺损或不连续,引起眶容积的改变,出现复视、眼球运动障碍、眼球内陷,严重眶底缺损者可出现眶内容物疝入上颌窦。

4. 神经损伤　颧骨骨折常累及眶下神经,导致同侧眶下区、鼻旁及上唇皮肤的麻木或感觉异常。开放性骨折有时可伴有面神经颧支的损伤从而出现眼睑闭合不全的症状。

(三)辅助检查

首选螺旋 CT 检查,结合三维重建的立体图像,观察骨折线的走行,骨折累及的位置,以及断端移位的情况。此外,螺旋 CT 的数据亦可利用软件进行术前模拟,以辅助手术方案的制订。

【治疗原则与方案】

当仅有轻度移位,畸形不明显,无张口受限及复视等功能障碍者,综合考虑患者的年龄、全身情况等因素,可选择保守治疗。凡出现张口受限等功能障碍或有显著畸形者均应考虑手术复位。手术治疗时机:原则上应及早行手术复位治疗,尤以在伤后尚未发生组织水肿时最佳,出现严重水肿或血肿者则考虑在肿胀基本消退后尽早手术。但对于严重颅脑损伤和其他合并伤时,则应慎重评估,解除生命危险后再考虑颧骨颧弓骨折的治疗。

1. 盲探复位　经前庭沟、局部皮肤或颞部使用骨膜剥离器、单尺钩或巾钳进行盲探复位。此法早年应用较多,但常出现复位不全或复位后再脱位,因此对于移位明显的不稳定型颧骨颧弓骨折应采用切开复位内固定。

2. 切开复位内固定手术入路的选择　要根据患者的伤情、骨折类型、移位程度、创伤时间,以及患者性别、年龄、心理状态和个人诉求等诸多因素进行综合考虑。可在骨折线附近做局部小切口,如眉外侧切口、眶外侧缘切口、下睑切口、口内前庭沟切口。对于颧骨颧弓的粉碎性、陈旧性骨折等复杂骨折,通常选择暴露更为充分、可直视下复位固定的头皮冠状切口。

3. 内固定原则　复位后的稳定性决定于接骨板的使用和固定点的选择。坚强内固定的原则:水平支柱用微型板固定,目的是抗拉;垂直支柱用小型板固定,目的是抗拉和抗扭。颧牙槽嵴是上颌骨主承力轨迹,受力大,应采用小型板;眶外侧缘是上颌骨次承力轨迹,又是骨折旋转移位轴点,但由于放置小型版可能引起皮下可触及的隆突,所以临床中在保证稳定的前提下,通常采用微型板;眶下缘是水平力柱,受力小,可根据其复位后的情况选择不固定或微型板固定;颧弓一般采用微型板固定,多段骨折或移位明显时可选用小型板;颧弓根矢状骨折可选用拉力螺钉固定,但应远离关节,固定于颞窝后上方。

【临床路径】

1. 询问病史　致伤原因、时间、伤后症状及处理。

2. 专科检查　结合张口功能及眼科检查,局部触诊,通常应借助CT检查,明确骨折的部位、骨折段移位情况,以辅助诊断和手术计划的制订。

3. 处理　根据骨折移位的情况、功能障碍症状和患者全身情况及诉求等综合考虑,决定手术与否、手术入路及手术计划。

(陈金龙)

第八章

鼻眶筛骨折

【概述】

鼻眶筛区（naso-orbital-ethmoid，NOE）特指面中部由两侧眶上孔和眶下孔之间构成的矩形区域，位于颅面交界，由鼻骨、上颌骨、泪骨、额骨和筛骨组成。这个区域的创伤由于本身及其所牵涉的相邻结构的复杂性，一直是外科治疗中比较棘手的问题。

根据 Greenberg 鼻眶筛区骨折类型进行分类：L1：鼻部骨性部分骨折畸形；L2：鼻骨及上颌骨额突部分骨折畸形；L3：鼻骨、筛窦、上颌骨额突及额骨鼻嵴部分骨折畸形。

【诊断要点】

1. 病史　有明确的外伤史。鼻眶筛部骨折常因漏诊漏治或处理不及时出现骨折的错位愈合，遗留凹陷畸形或软组织、骨组织的位置异常，常需二期整复。

2. 临床表现　主要表现为复视、眼球内陷、鼻背塌陷、内眦增宽、睑裂变小、泪阜消失、鼻眶窝变平、泪道阻塞等。鼻眶筛区骨折后眦距过宽的发生率约为 10%~17%，但在伤后早期因眶区软组织肿胀明显而被掩盖，很难在早期明确诊断。如果眶缘错位位于眦角韧带处或附近，就会有继发的眼睑异位，而鼻根部骨折常导致内眦韧带移位，采用眼睑牵拉法，有助于明确诊断。具体的方法是：一只手的示指置于内眦区，另一只手轻轻抓住眼睑向外牵拉，当内眦部有一种"弓上弦"的紧张度时，表明内眦韧带附着正常，未断离。同样眼内外眦韧带断裂或移位也可导致眶间距过宽，外眼角下垂以及鼻泪管断裂继发溢泪等，严重影响容貌和功能。

3. 辅助检查　首选螺旋 CT 三维重建图像（层面间隔最好不超过 1.5mm）可显示鼻骨、上颌骨、额骨和眶周、颅底等区域的损伤，明确骨折部位及移位情况,评价眼球、眼外肌、额窦、筛窦等相关结构组织。

【治疗原则与方案】

(一)治疗原则

1. 处理鼻眶筛骨折缺损畸形较复杂,涉及的手术较多,主要手术包括鼻支架重建、内眦韧带矫正、眶壁重建、鼻泪管再造、内眦开大内眦成形、面部软组织悬吊复位等。

2. 对错位愈合的骨折块重新截开后复位,精确对位后内固定。如有骨质缺损或复位欠佳者应植骨修复。

3. 整复时应注意保护好眼球和从颅前凹筛骨破裂口下突的大脑组织;将结缔组织瘢痕彻底松解,将移位的软组织复位,特别是内、外眦韧带的复位、眼眶内容物的复位。

(二)治疗方法

1. 眶周重建　手术主要通过解除嵌顿组织、恢复眶内容物、恢复骨性眶腔容积、矫正眼球位置来达到矫正眼球内陷、复视以及运动受限。不恰当的手术方法将会导致更为严重的眼球内陷、复视及视觉障碍。手术切口包括下眼睑切口、结膜内切口等,眶壁的修补可选用自体骨或骨替代材料,常用的眶壁骨折缺损移植物有自体移植物、异体移植物和人工合成生物材料。植入物的位置应置于眼球冠状平面的中点水平,使眼球的下突点上移。

2. 鼻畸形的整复

(1) 外鼻软组织缺损:位于鼻翼皱褶、内眦区、鼻背部小于 0.5cm 的浅表型缺损可任其自然愈合。皮片移植多用于修复鼻上 2/3 的表浅型缺损,而不用于鼻尖、鼻翼的修复,供区常来自于耳前、耳后及锁骨上区的皮肤。

(2) 鼻骨骨折:早期鼻骨骨折可选择复位钳复位外固定方法。如鼻背塌陷且时间在 4 周以内,可同时切开复位内固定方法行鼻骨骨折整复。陈旧性骨折畸形可用自体(下颌骨外板、颅骨外板或肋软骨)或人工材料(固体硅胶、膨体聚四氟乙烯等)行隆鼻术。鼻中线歪斜则可行鼻根截骨复位。

3. 内外眦韧带的复位　当鼻眶筛区遭受暴力时,附着于骨壁的内眦韧带可向外移位,出现内眦角圆钝,内眦向下外移位,低于健侧眼睑,眼裂的水平长度变短,并导致溢泪。整复方法是经内外眦小切口暴露泪囊下或眶外缘的内外眦韧带,通过穿鼻结扎或拴马桩的方法可将内眦韧带坚实固定在对侧泪嵴或鼻根部。如果鼻眶部骨折已错位愈合,眶周粘连广,此时外下移位的内眦韧带复位与伤后早期的方法有所不同:①切口应较大,可经眉下缘或睫毛下切口,或冠状切口行陈旧性骨折复位时一并进行;②剥离范围要广,常需沿眶内、下、外壁剥离形成至少约 270° 的眼眶剥离;③韧带复位前应先行附着部错位骨折的复位,铲除增生骨质;④用钢丝将韧带固定到对侧眶壁。

4. 可采用计算机导航技术及计算机辅助制造导板技术进行诊疗规划与辅助手术诊疗,有助于提高诊疗精确度。

【临床路径】

1. 询问病史　受伤时间、受伤方式、伤口处理方法以及伤后症状,尤其是神经外科、眼科的诊疗结果。

2. 物理检查　损伤部位,伤道污染或感染程度,是否继发功能损害。

3. 辅助检查　螺旋 CT,眼科问题涉及超声等检查。

4. 处理　目前主张创伤性眦距过宽应在病情稳定和肿胀消退后尽早手术,恢复鼻及内眦的外形和泪收集系统的功能。

5. 预防　佩戴防护器具。

(汤　炜)

第九章

全面部骨折

【概述】

全面部骨折(panfacial fractures)指面中 1/3 和面下 1/3 骨骼同时发生的骨折,多由车祸、高处坠落、暴力撞击等原因造成,常累及脑部、眼部、胸腹等全身重要组织器官甚至有生命危险,此类病例应先抢救生命,并积极进行口腔颌面外科专科治疗。

【诊断要点】

(一)病史

有口腔颌面部外伤史。

(二)临床表现

1. 可伴有颅脑和全身伤情,如昏迷、瞳孔改变、脑脊液漏、腹腔出血、休克、颈椎四肢骨折等。

2. 较为严重的面部畸形　根据骨折部位和数量,可表现为程度不同的畸形,如颌面部肿胀、不对称畸形、颧眶和鼻部塌陷、眶间距增宽、眼球运动障碍、张口受限或歪斜等骨性支架相关畸形,以及软组织外伤导致的容貌毁损。

3. 咬合错乱　可以表现为牙列连续性中断,部分牙齿早接触、开𬌗或反𬌗等症状。

4. 张口受限　髁突骨折、关节挫伤、颧弓压迫下颌喙突、疼痛、肌肉功能障碍等,都可以表现为张口度变小,甚至不能张口。

5. 累及眶骨者可能出现眼球运动障碍、复视、视力受损、失明,甚至眼球损坏等表现。

6. 累及鼻骨者,除了鼻塌陷畸形之外,还可能导致鼻通气功能障碍、鼻泪管堵塞和溢泪等症状。

7. 颌面骨折共有的其他临床表现,如疼痛、骨台阶感和骨断端活动异常,局部麻木、出血等。

（三）辅助检查

1. X线片和CT可以观察到颧骨颧弓、上颌骨、下颌骨、额骨、鼻骨等多处骨折影像，以及牙损伤、咬合错乱等相关表现。

2. 对CT数据的三维重建和数字化加工，可进一步获得骨折数量、移位方向、角度等数据信息，有助于个性化、精确化诊疗。

【治疗原则与方案】

治疗原则：①该类患者一般受伤较重，如果有导致生命危险或者重大残疾的伤情，需要优先救治，并积极处理颌面部专科问题；②手术中恢复骨连续性，从而恢复患者的外形和口颌功能；③由于全面部骨折部位较多，需要寻找位置正常的、稳固的骨骼作为率先复位固定的基础，采用"从固定到活动，从简单到复杂"的复位顺序，兼顾外形和功能，进行手术。

治疗方案与单一部位骨折相似，但涉及切口更多、手术范围更大、手术时间更长，需要进行更加充分的术前准备和设计，提高疗效并减少损伤。

1. 手术切口　上颌骨一般采用口内前庭沟切口，下颌骨视情况采用口内前庭沟或口外皮肤切口，颧眶骨折根据骨折范围和粉碎程度，考虑头皮冠状切口或鬓角加眉弓小切口。下颌髁突骨折根据骨折类型，可以采用耳前、颌后等手术切口。如果患者本身就有皮肤伤口，可以利用伤口入路。原则上尽量隐蔽，兼顾手术便利、功能保护和患者美观。

2. 复位　对于颧骨颧弓眶外壁骨折，一般来讲，眶外缘上部亦即额骨颧突、颧弓根部亦即颞骨颧突等位置，能够寻找到稳固、位置正常的骨骼，为断骨的复位提供了正常的参考依据和固定的依托，可以作为骨折固定的起始端，由外向内复位眶外壁、颧弓、颧骨和上颌骨，最终使各部分骨骼都处于正常位置，然后以上颌的牙列来对齐下颌牙列，并同时复位折断的下颌骨。如果下颌骨是线形骨折，容易解剖复位，而上颌骨是粉碎性骨折，难以拼接骨块、恢复正常牙列，那么可以考虑优先对下颌骨进行可靠的解剖复位，再以下颌牙列作为参考来复位上颌牙列和碎裂的上颌骨，当然，上颌骨的具体位置还需要同时参考颧眶骨骼。髁突骨折在满足良好咬合关系的条件下进行复位。

3. 内固定　接骨板放置在应力区进行内固定，如颧牙槽嵴、鼻旁支柱等。对于严重粉碎的骨折，单纯的接骨板难以一次性固定所有碎骨，则可以考虑先用微型板或者钛网进行逐步拼接，再使用较为坚强的接骨板进行加固。一般而言，眶外缘和颧弓并不承受咀嚼力，可以考虑使用可吸收板，但在面临颧眶上颌骨粉碎性骨折时,由于上颌骨本身松动明显,在术后承受较大咀嚼力时,上颌骨仍然有向上移动的趋势,会挤压颧骨,此时颧骨须保持绝对稳定才能避免上颌骨再次移位,这种情况下眶外缘和颧弓骨折的内固定需要十分坚固,以免术后产生咬合关系的改变。

4. 数字化辅助诊疗 全面部骨折的复位内固定顺序,虽然有一定规律可循,但在损伤特别严重时,并不能完全保证每一块骨骼能够恢复到与受伤前完全相同的位置,这可能会导致患者术后的容貌和功能与术前不一样,包括面形高度、突度、宽度和口颌功能的改变等。术前通过大数据分析、镜像等虚拟手段进行模拟复位,术中应用数字化导航设备来指导和评价断骨复位到正确位置,可以做到骨折复位更加个性化、精确化,也有助于减少手术创伤。

【临床路径】

1. 询问病史 致伤原因、时间,伤后症状及外院治疗史。

2. 体格检查 检查全身伤情和口腔颌面部专科伤情。

3. 辅助检查 完善手术相关的血液、影像学等辅助检查。

4. 数字化外科 应用数字化技术,术前虚拟手术、术中导航、术后评价。

5. 预防 避免受伤。

(敬 伟)

第十章

儿童和老年人颌面部骨折

　　儿童和老年患者是两个较为特殊的人群,具有不同的生理特性,颌面部骨折发生的临床表现、治疗原则和方案均有其独特性,应有针对性的进行处理。

第一节　儿童颌面部骨折

【概述】

　　儿童处于身体发育的快速时期,多种组织器官尚未完全发育成形,骨折后的应激反应能力与成年人不同。儿童时期颌面部骨骼皮质骨少、骨质疏松,骨骼的弹性好、柔韧性好,在暴力的作用下不易折断,多表现为凹陷性骨折和青枝骨折。儿童颌面部骨折受到颅颌面骨发育、颌骨内恒牙胚的存在、面部美观等影响因素的制约,应在考虑骨折治疗对儿童发育和功能的影响前提下,综合分析,采取最佳的诊治方案。

【诊断要点】

(一) 病史

　　有明确的车祸伤、高坠伤、摔伤、跌倒伤等外伤史。

(二) 临床表现

1. 上颌骨骨折

(1) 骨折断端移位、面中部凹陷性畸形和长面畸形。

(2) 咬合关系错乱:诊断颌面部骨折最重要的临床表现。

(3) 眶周淤血、眼球凸起或内陷、复视:常见于 Le Fort Ⅱ型和 Le Fort Ⅲ型骨折。

(4) 脑脊液鼻瘘、耳漏:波及颅底的骨折时常常伴有脑脊液鼻瘘,当伴有颅中窝骨折时常常出现脑脊液耳漏。

(5) 眶下区麻木：Le Fort Ⅱ型骨折时，骨折片压迫眶内神经管可出现眶下区麻木症状。此外，上颌骨前壁骨折时，骨折片压迫眶下神经也可出现眶下区麻木症状。

(6) 腭部黏膜肿胀淤血：腭中缝在20岁左右才完全骨化，儿童在面部受到暴力打击时，腭中缝骨折较成年人多见。表现为11、21牙之间牙龈撕裂伤及腭部黏膜肿胀淤血。

2. 下颌骨骨折

(1) 骨折断端移位，出现异常活动度。不同部位的骨折、不同方向的肌肉牵拉作用使得骨折断端出现不同程度的移位和异常活动度。

(2) 咬合关系错乱：诊断颌面部骨折最重要的临床表现。

(3) 下唇麻木：骨折损伤下牙槽神经时出现下唇麻木。

(4) 张口受限：由于疼痛和升颌肌群痉挛，患者可出现张口受限症状。

(5) 牙龈撕裂：骨折处常常伴有牙龈撕裂、变色及水肿。

3. 颧骨颧弓骨折

(1) 颧面部塌陷畸形：伤后早期可见颧面部塌陷，随后由于局部组织肿胀，塌陷畸形可能被掩盖，随着肿胀消失，局部又出现塌陷畸形。

(2) 张口受限：骨折块移位内陷，压迫颞肌和咬肌，阻碍喙突运动，导致张口受限。

(3) 复视：骨折块移位，限制了眼球的运动出现复视。

(4) 神经症状：颧骨上颌突骨折移位可损伤眶下神经导致眶下区麻木，若损伤面神经颧支可发生眼睑闭合不全症状。

(5) 瘀斑：颧骨眶壁骨折可出现眶周出血性瘀斑。

4. 儿童颌面部骨折特点　儿童骨折除疼痛、肿胀、麻木、骨折段移位、咬合关系错乱、功能障碍等共性临床表现外，还有其自身特点：①儿童处于生长发育期，骨质柔韧富有弹性，骨折常为青枝骨折；②大多数儿童处于乳牙或乳恒牙交替期，复位及固定易造成牙胚损伤；③由于骨皮质较薄及恒牙胚的存在，骨折固定常不牢靠；④儿童颌骨处于生长发育期，骨折治疗不及时可影响颌骨发育。

(三) 辅助检查

三维螺旋CT检查为辅助检查的首选。螺旋CT检查及三维重建可显示骨折的类型、移位程度及与周围组织的关系。

【治疗原则与方案】

治疗原则：①早期应重视维持生命体征的平稳：儿童脑组织疏松,抗震荡能力弱,颌面部受到外力打击时容易伤及脑组织,外伤后应首先检查脑部损伤并优先进行治疗；儿童时期呼吸道狭窄,外伤后的呼吸道肿胀易加重管腔狭窄,容易引起窒息,紧急情况下行经口或鼻腔气管插管；儿童血容量小,失血总容量超过 20% 就能引起循环功能障碍,因此,要防止失血性休克的发生。②骨折治疗以保守治疗为主：儿童颌面部骨折,对于骨折错位不明显,未造成明显功能障碍的折断,多以保守治疗为主。③骨折断端严重错位仍需尽早切开复位：儿童成骨活跃、再生能力强,骨愈合快,上颌骨骨折 1 周,下颌骨骨折 2 周左右既能形成明显的纤维愈合,因此,儿童骨折发生骨折断端严重移位在排除颅脑损伤及全身重要器官损伤的前提下,应尽早行切开复位内固定术。

治疗方案需根据病情而定,具体方案如下：

1. 保守治疗

（1）下颌骨骨折：儿童下颌骨骨折以下颌正中骨折、颏孔区骨折和髁突骨折最为常见。

1）下颌正中及颏孔区骨折：如骨折断端无明显移位,可不复位,利用吊颌绷带限制下颌运动即可；若骨折断端轻微移位,可行手法复位,颌间牵引固定,将错位的骨折段及咬合关系牵引至正常的位置。

2）髁突骨折：以缓解关节区疼痛、减少关节囊内血肿、防止关节强直、促进骨折愈合为主要治疗原则。儿童髁突骨折均应保守治疗,主要采取后牙𬌗垫升高咬合及颅颌弹性吊颌绷带固定的治疗方法。骨折后 3~4 天内应局部给予冷敷,减少血肿的形成；3~4 天后,局部采取热敷和理疗,促进血液循环和血肿的吸收。髁突骨折伤后 2 周之内,应以下颌制动为主,限制下颌运动；伤后 2 周后,因采取动静结合的方式,适当增加下颌的运动；伤后 4 周,必须加强张口训练(例如,用软木塞削成楔形,塞入双侧后牙区,开口到正常张口度即可,每天 2~3 次,每次 10 分钟)。髁突骨折后早期积极的张口训练对于骨折的愈合和髁突的改建,防止颞下颌关节强直具有重要的意义。

（2）上颌骨骨折：儿童上颌窦尚未发育成熟,窦腔较小,发生骨折的概率比成年人小。对于骨折断端移位不明显或轻微移位,不影响功能时,多采用保守治疗。可采用颌间牵引及制作𬌗板的方法进行治疗。在植入牵引钉的过程中,应该注意避开恒牙胚。

（3）颧骨颧弓骨折：如移位不明显,未造成张闭口及神经功能障碍者,可行保守治疗,暂不做处理。

2. 手术治疗 对于颌骨骨折出现严重的移位、骨质缺损、眼球内陷、眼球运动受限及复视的情况下,仍需进行切开、复位、内固定。术前应常规利用影像学资料进行颌面部三维 CT 数字化模型重建,对于颌面部骨折的术前明确诊断、术中定位、内固定材料精确预成形、内固定材料的位置安放和术后治疗效果的评估具有重要指导意义。

(1) 下颌骨骨折:儿童下颌骨骨折的手术治疗方法与成人相似,但要注意下颌骨内牙胚的存在,在进行钛板钛钉安放时应该避开牙胚,选择安全区域进行内固定,以免伤及牙胚造成恒牙萌出及形态异常。此外,有条件的医院可利用数字化外科技术,对钛板钛钉位置的安放进行精确数字化设计。

(2) 上颌骨骨折:儿童上颌骨骨折手术治疗与成年人相似,但儿童颌面部骨质疏松且颌骨内牙胚的存在,骨折固定常不牢靠,因此,在安放钛钉时应该置于面部支柱上方能获得良好的固位效果。此外,在安放钛板钛钉时可事先在数字化模型中进行设计,避免对恒牙胚的损伤。对于腭中缝骨折的患者,可事先进行三维 CT 数字化模型重建,在模型上进行模拟复位,并在此基础上进行数字化腭板的制作,术中手法复位后戴入腭板,维持 4 周左右即可。

(3) 颧骨颧弓骨折:颧骨颧弓骨折造成严重位移及张口受限和神经功能障碍时应行骨折切开复位内固定术。尽可能使用可吸收的内固定材料,以免金属材料固定影响颅面骨的发育。手术方法同成年患者。

【临床路径】

1. 询问病史 详细询问患者受伤原因、时间、地点及诊疗过程。
2. 体格检查 全身情况检查、口腔颌面部专科检查。
3. 辅助检查 常规行 CT 检查并做三维重建以明确诊断。
4. 治疗 根据患者骨折具体情况决定治疗方案。
5. 随访 术后定期复查。

第二节 老年人颌面部骨折

【概述】

老年人因皮下组织少,缓冲能力减弱,遭受外伤后容易受到损伤,加之骨骼的生理性变化导致骨质疏松、强度减弱,使得老年人在外力的作用下更容易导致骨折。老年患者常常伴有高血压、冠心病、糖尿病、慢性阻塞性肺疾病、肾脏疾病等全身性疾病,骨折后的治疗较常规处理具有其独特性。

【诊断要点】

(一)病史

有明确的车祸伤、高坠伤、摔伤、跌倒伤等外伤史。通过询问患者的昏迷史可对颅脑损伤做出初步判断。

(二)临床表现

1. 疼痛　颌面部骨折多伴有不同程度的疼痛。

2. 麻木　骨折后骨的连续性遭到破坏,损伤相应部位的神经。如下颌骨颏孔区骨折可导致下唇麻木;眶下壁骨折常常导致眶下区麻木。

3. 肿胀　老年患者颌面部皮下组织少,结缔组织疏松,骨折后,常常引起局部组织的肿胀。

4. 出血及瘀斑　颌面部血管丰富,骨折后常常出血较多。若为开放性骨折,可见伤口内较多血液流出;若为闭合性伤口,出血常淤积于组织内形成血肿和瘀斑。

5. 骨折片移位　颌面部骨折后常因重力作用及升颌肌群和降颌肌群的牵拉作用导致骨折块的移位。

6. 咬合关系错乱　骨折后骨折块移位常引起咬合关系错乱。

7. 张口受限　颌面部骨折可因骨折块的移位压迫喙突等组织,导致张口受限。

8. 功能障碍　颌面部骨折后常引起眼球运动障碍、复视、呼吸困难、吞咽困难、不能咀嚼、言语障碍等功能障碍,影响患者的身心健康。

9. 牙及义齿损伤　颌面部损伤可引起牙齿松动、折断、脱落及义齿损伤。

(三)辅助检查

三维螺旋 CT 检查为辅助检查的首选。螺旋 CT 检查及三维重建可显示骨折的类型、移位程度及与周围组织的关系。

【治疗原则与方案】

治疗原则:①注重全身治疗:老年患者全身抵抗力相对较差,需加强全身营养,加强抗感染治疗;老年骨折患者伴有多种全身疾病时,应同时注重基础疾病的治疗。②尽早复位及固定:早期进行正确的复位及稳定的固定,能够促进老年患者骨折的早期愈合。③内固定配合早期功能训练:内固定技术配合骨折部位的早期功能训练,能有效促进骨折断端的愈合,避免关节强直的发生及张口困难。

治疗方案需根据病情而定,具体方案如下:

1. 保守治疗　对于闭合性骨折且移位不明显者应采取保守治疗。对于无牙颌患者,利用原有的义齿恢复咬合关系,采用颌周金属丝结扎的方法将义齿固定在下颌骨并恢复与上颌骨的咬合关系。对于非无牙颌患者,利用原有的咬合关系,行颌间牵引复位治疗。

2. 手术治疗　对于无牙颌患者骨折移位较大时,应采用切开复位内固定术进行复位和固定,无牙颌接骨板应选用能够承受较大不良应力的重建板。对于非无牙颌老年患者的切开复位内固定其手术方法与常规骨折的手术治疗一致。

【临床路径】

1. 询问病史　详细询问患者受伤原因、时间、地点及诊疗过程。

2. 体格检查　全身情况检查、口腔颌面部专科检查。

3. 辅助检查　常规行 CT 检查并做三维重建以明确诊断。

4. 治疗　老年患者全身情况允许的条件下,首选切开复位内固定手术治疗。

5. 随访　术后定期复查。

（杨　波）

第十一章

颌面部创伤性骨畸形

【概述】

颌面部创伤性骨畸形指因创伤导致颌面部骨折后，因外科治疗延误或经过外科治疗后仍存在容貌畸形和功能障碍，需要再次手术治疗的疾病。根据其病史可分为颌面部陈旧性骨折和骨折术后畸形。颌面部创伤性骨畸形治疗过程较为复杂，涉及多学科的理论和技术，是口腔颌面外科的临床难题之一。

【诊断要点】

（一）病史

面部外伤导致颌面部骨折病史，受伤时间超过 4 周，伤后未及时诊治或受诊治后仍有容貌畸形或功能障碍。

（二）临床表现

1. 功能障碍　其具体情况根据骨折部位而定，如为上、下颌骨陈旧性骨折，常有咬合错乱、张口受限、咀嚼困难等；如为颧骨颧弓陈旧性骨折，常有张口受限、复视、眼球运动受限等；如为陈旧性鼻眶筛骨折，常有通气不畅、复视、溢泪等。

2. 容貌畸形　根据骨折具体情况而定，如为上颌骨陈旧性骨折，常有长面畸形、面中部凹陷畸形或上颌牙弓增宽等；如为下颌骨陈旧性骨折，常有下颌后缩、小下颌畸形、下颌牙弓缩窄、面部不对称畸形等；如为颧骨颧弓陈旧性骨折，常有颧突塌陷、突起等；如为鼻眶筛陈旧性骨折，常有眶距增宽、内眦移位、鼻背塌陷、眼球内陷及眼睑畸形等；颅骨或额骨骨折则常伴有颅部畸形。

3. 神经损伤　如损伤三叉神经各分支，可发生眶下、上唇、下唇等相关感觉神经区域麻木感；如损伤面神经，可引起相关分布区域表情肌运动障碍，如不能皱眉、闭眼、鼻唇沟变浅、口角歪斜等；如损伤动眼神经，则出现上睑下垂、眼球运动受限、瞳孔散大等。

4. 其他　多数病例还伴有软组织畸形，如局部瘢痕、组织移位等。

（三）辅助检查

1. 螺旋 CT 和锥形束 CT　CT 及三维重建是颌面部创伤性骨畸形必备的辅助检查,颌面部创伤性骨畸形病情复杂,首选螺旋 CT,并应在此基础上施行三维重建;对于缺乏螺旋 CT 检查条件的医院,也可采用锥形束 CT 检查。通过 CT 及三维重建不但可以获得病情的整体及细节信息,对于实施数字化精确整复以获得最佳治疗效果也提供了必要的数据。

2. X 线检查　对于颌面部创伤性骨畸形,常用的 X 线检查技术包括全景片、华氏位片、颧弓位、后前位及头颅定位侧位片等,观察重点包括骨折段移位、骨折愈合和改建情况、颌面部骨折对称性等。

3. 模型外科　对于伴有咬合错乱的颌面部创伤性骨畸形患者,模型外科是常用的辅助检查手段,其目的不仅是诊断,对于选择最佳手术方案也有重要的参考价值,其另一用途是制作咬合导板,为手术的实施提供参考依据。

4. 三维实体模型　随着快速成形技术和三维打印技术的飞速发展,三维实体模型已经逐渐成为颌面部创伤性骨畸形的常规辅助检查手段,在三维实体模型上不但可以直观的获得该畸形的整体和细节信息,还能借之与患者方便地交流。此外,在三维实体模型上可进行三维模型外科,制订最佳的手术方案,并在此基础上进行接骨板预成形或设计模板,实现畸形的精确整复,获得最佳的治疗效果。

【治疗原则与方案】

治疗原则包括:①采用数字外科技术实施畸形的精确整复,在垂直向、前后向和水平向三维空间上恢复颌面部各骨骼的空间结构和位置,颌面部创伤性骨畸形术前应常规虚拟手术以制订手术方案,明确骨段移动距离、角度等定量信息;并酌情选择导板、术中导航、预成形接骨板等方法获得畸形的精确整复,才能获得最佳的治疗效果。②根据情况联合应用多学科理论和技术,如果骨折已经错位愈合,应考虑应用正颌外科术式来进行治疗;如有骨缺损,需根据具体情况施行自体骨移植和生物材料植入;如有缺牙者,多需结合牙种植技术恢复患者的咀嚼功能;如伴有软组织畸形,还需要美容外科治疗介入,方能获得最佳的治疗效果。

颌面部创伤性骨畸形患者均需手术治疗,但其具体治疗方案需根据患者具体情况而定。常用的治疗方法包括切开复位内固定术、截骨术、自体骨移植、生物材料植入、牵张成骨、种植牙技术和美容外科技术。

1. 切开复位内固定术　适用于纤维性愈合的病例和骨折线较为清楚的

骨性愈合病例。手术类似于新鲜骨折,切开、暴露后沿原骨折线凿开,彻底松解骨折段,重新复位固定。

2. 截骨术　适用于较为复杂的骨性愈合病例。此种情况下,常难以明确原骨折线的位置,或骨折处已经发生改建,无法重新复位。此时应根据正颌外科原则,分析畸形的具体情况,施行截骨术。对于创伤性下颌骨畸形,可根据咬合情况和面下 1/3 情况灵活选用或联合应用根尖下截骨术、下颌矢状或垂直截骨术。对于创伤性上颌骨畸形,可根据咬合情况和面中部畸形程度施行 Le Fort Ⅰ 型、Ⅱ型或Ⅲ型截骨术。对于创伤性颧骨颧弓畸形,应施行颧突增高或降低术,若畸形较轻,也可简单磨削或植入生物材料。对于鼻眶筛畸形,可考虑应用眶缘骨修整术或截骨缩窄、眶壁重建、生物材料植入、内眦韧带重建等。如为多个部位骨畸形或全面部骨折伤后畸形,则治疗十分复杂,常无固定的治疗方案,需联合采用多种治疗技术,术前应常规实施虚拟手术和三维模型外科分析,并选用模板、接骨板预成形或外科导航等数字外科手段,方能获得最佳的治疗效果。

3. 骨移植和生物材料植入　用于伴有骨缺损的病例,如为下颌骨节段性或上颌骨大范围缺损,应考虑采用血管化腓骨游离移植重建下颌骨或上颌骨;如为小范围骨缺损,可酌情考虑颅骨外板、髂骨、下颌支外板、喙突等游离移植;如为眶壁缺损,可选用钛网或羟基磷灰石板重建;如为鞍鼻畸形,可选用肋软骨或生物材料行鼻整形术;对于复杂的病例,可选用个性化植入假体修复。

4. 牵张成骨　适用于骨折段移动距离过长,常规截骨术不能满足要求的畸形病例,也可用于重建骨缺损。常用方法有下颌支牵张成骨、下颌体牵张成骨、面中部牵张成骨和牙槽嵴牵张成骨。

5. 其他　对伴有软组织畸形的患者,如软组织瘢痕、眼睑移位等,应按照面部美容外科原则进行处理。对伴有牙缺失的患者,可选用种植牙技术或其他义齿修复技术进行治疗。

【临床路径】

1. 询问病史　明确受伤时间、过程和以往诊治过程。
2. 体格检查　重点检查面型和功能障碍。
3. 辅助检查　CT 检查、虚拟手术,必要时选用三维模型外科。
4. 治疗　选用切开复位内固定术或正颌外科术式矫治畸形。
5. 预防　颌面部创伤应尽早施治,避免延误或不当治疗。

(刘　磊)

第十二章

颌面部组织缺损

颌面部组织缺损的病因多种多样,主要包括肿瘤、外伤、炎症等,不同病因造成的组织缺损可能给患者造成不同程度的外形毁损和功能障碍。本章主要讲述创伤性颌面部组织缺损,包括软组织缺损和骨组织缺损的治疗。

第一节　软组织缺损

【概述】

颌面部创伤性软组织缺损是指由外伤原因引起的颌面部软组织不同程度缺失,多由完全性撕脱伤导致软组织从颌面部解剖结构完全脱离。软组织缺损可导致外貌缺陷外,常引起相应部位的功能障碍。颌面部软组织缺损常累及唇、颊、舌、腭、口底、鼻及颜面部其他部位皮肤、黏膜、肌肉等组织,不同部位的软组织缺损应采用不同的治疗方案。

【诊断要点】

(一) 病史

有明确的外伤史。

(二) 临床表现

1. 伤区出血、肿胀、疼痛等症状。

2. 伤区外貌缺陷,软组织的完整性受到破坏。

3. 功能障碍　可导致患者咀嚼吞咽困难、语言发音障碍、唾液外溢等;鼻及颜面部其他部位软组织缺损则可导致面部表情功能障碍等。

（三）辅助检查

面部软组织扫描：扫描患者面部外形信息，有助于医师从三维水平评价患者软组织缺损状况。

【治疗原则与方案】

颌面部软组织缺损治疗原则上除了恢复软组织的完整性及对称性，一定要考虑功能的恢复，外形尽量做到静态对称及动态平衡。可采用数字化外科技术，如使用 Facescan 采集患者面部外形信息，重建患者的颌面部软组织，利用镜像技术评估软组织缺损量，达到精确化手术设计，以恢复患者面部的对称性。

具体治疗方法如下：

1. 唇红缺损　唇红缺损范围小于上下唇 1/3 者，可推进滑行剩余唇红组织至缺损部位。唇红缺损限于半侧上唇或下唇者，可选用对侧唇红黏膜瓣转移修复。全上唇或下唇唇红缺损，或上下唇唇红全缺损则主要靠口唇内侧正常黏膜滑行瓣翻转成形，唇内侧黏膜不足时，可采用颊黏膜游离移植或舌黏膜带蒂修复。

2. 唇缺损　唇缺损不超过全层 1/3 可直接或松解后拉拢缝合。上唇缺损 1/2 时，可行剩余唇瓣滑行修复，也可行鼻唇沟瓣修复。下唇缺损 1/2 时，应考虑用滑行组织瓣修复。唇缺损超过全层 2/3 时，可行上下唇交叉组织瓣转移修复术或采用扇形瓣转移术。对于上下唇组织大范围缺损，尤其是皮肤组织缺损较多者，可采用血管化游离（肌）皮瓣移植修复。

3. 颊缺损　颊黏膜缺损面积不大且表浅者可采用游离皮片移植或邻近的黏膜瓣转移修复。颊黏膜大面积缺损深达肌层但未累及口角者，可酌情使用游离皮瓣或额瓣等修复，首选游离皮瓣。邻近口角的颊部小缺损，可选用蒂在下方的鼻唇沟瓣修复。单纯的颊部洞穿性缺损，应同时修复口内外两层组织，可选用两块组织瓣复合修复，如额瓣修复口内黏膜，前臂皮瓣等修复皮肤缺损。累及口角及部分唇组织的复合性颊洞穿缺损，可采用折叠式胸大肌皮瓣、双叶式肩胛皮瓣等进行修复。

4. 舌缺损　舌体缺损在 1/3 以内者可直接拉拢缝合；舌体缺损 1/3~1/2 者，一般选用皮瓣或薄的肌皮瓣修复；舌体缺损 2/3 以上者，需选用组织量大的肌皮瓣修复，如股前外侧皮瓣、胸大肌皮瓣等。部分舌根缺损，可选择薄的皮瓣或肌皮瓣修复，若为全舌缺损，则需选择股前外侧皮瓣等组织量大的皮瓣修复。

5. 腭缺损 硬腭软组织缺损可采用单纯游离软组织瓣修复术或邻近黏膜瓣转移修复术。软腭仅口腔侧黏膜缺损可采用带腭大血管蒂硬腭岛状瓣修复或蒂在后的舌瓣修复软腭缺损。软腭洞穿性缺损若缺损范围不太大且周围条件较好，可用蒂在上的咽后壁瓣修复软腭鼻腔侧黏膜缺损，用硬腭岛状瓣或颊黏膜瓣修复软腭口腔侧黏膜缺损；若局部组织不能用于修复，可用游离皮瓣修复软腭口腔侧黏膜缺损，咽后壁瓣或植皮联合修复鼻腔侧黏膜缺损。

6. 口底缺损 小型口底缺损首选游离皮瓣修复，如前臂皮瓣等，也可选用带蒂皮瓣，如颊黏膜瓣、鼻唇沟皮瓣等修复。大型口底黏膜缺损，宜选用血管化游离皮瓣修复。当口底肌肉同时存在缺损时，宜选择组织量较大的游离或带蒂肌皮瓣转移修复。

7. 眼睑缺损 缺损不足以引起眼睑明显畸形及功能障碍的病例，可直接拉拢缝合。当缺损范围较大，应辅以内外眦成形术。大型眼睑缺损可使用局部皮瓣、肌皮瓣、睑板结膜瓣等进行修复。

8. 鼻及颜面部其他软组织缺损 缺损范围较小不足以引起明显功能障碍者可直接拉拢缝合，若范围较大者宜选用皮瓣或肌皮瓣进行转移修复。

【临床路径】

1. 询问病史 详细询问患者受伤原因、时间、地点及诊疗过程。

2. 临床检查 必须全面评价其口腔颌面部软组织的对称性、软组织缺损情况及口颌功能、神经肌肉功能情况。

3. 辅助检查 进行影像学检查以排除骨组织损伤。

4. 处理 全身及局部对症支持治疗，并根据软组织缺损的部位及范围等情况选用不同的修复方法。

5. 随访 术后定期复查，根据术后恢复情况酌情进行美容整形以达到最终治疗效果。

第二节 骨 缺 损

【概述】

交通事故伤、火器伤和高坠伤等高能量损伤常导致创伤性骨缺损。颌面部骨缺损常导致严重的外貌缺陷及口腔颌面部功能障碍，严重影响患者的生存质量。创伤性骨缺损通常按解剖部位分为下颌骨缺损、面中份骨缺损和面上 1/3 骨缺损。

【诊断要点】

（一）病史

有明确的外伤史。

（二）临床表现

1. 伤区出血、肿胀、疼痛等症状。

2. 外貌畸形，骨组织的完整性受到破坏。

3. 受伤部位的功能障碍　如上下颌骨的缺损可导致咀嚼、发音、吞咽困难、咬合丧失等；鼻骨缺损可导致鼻通气功能障碍；眶周骨组织缺损则可导致眼睑及眼球功能障碍等。

（三）辅助检查

1. 全景片　对于二维水平评价颌骨的缺损具有重要意义。

2. 螺旋 CT　明确骨组织缺损部位，评估骨组织缺损量。数字化外科技术可利用断层 CT 数据进行颌面骨三维重建，可在三维水平精确测量骨组织的缺损量，并进行精确化手术设计。

【治疗原则与方案】

颌面部骨缺损治疗原则上需重建颌面骨的连续性及生理凸度，维持骨量，恢复患者面部的基本外形轮廓。对于上下颌骨缺损的患者，需重建牙槽骨高度及上下颌骨的正常生理位置，以便于后期义齿修复。近年来兴起的数字化外科技术可进行精确虚拟手术设计，利用导板和导航技术来指导精确化外科手术过程，可显著提高手术的成功率，实现对该类疾病的精准治疗。

具体治疗方法如下：

1. 下颌骨缺损　血管化的骨肌皮瓣是目前下颌骨缺损重建的最佳方法，包括腓骨、髂嵴在内的游离骨皮瓣最常用。对于小于 5cm 的单侧下颌骨缺损，也可采用非血管化游离骨移植，包括髂嵴、肋骨等。

2. 上颌骨缺损　大多数上颌骨缺损同时伴有软组织的缺损，小型缺损采用局部软组织瓣结合骨移植进行重建；超过半侧上颌骨的大型缺损需要血管化的游离骨肌皮瓣转移修复，其中腓骨瓣最为理想。赝复体修复有时也是一种可供选择的方法。

3. 颧骨颧弓缺损　主要手术方法采用自体骨或骨代用品移植修复。

4. 眶周骨缺损　眶底基本完整者，可采用钛板结合或不结合游离骨移植重建眶周的连续性;对于眶底缺损的患者,可采用预制的钛网或其他医用材料重建眶底。利用数字化技术制作个体化眶模型,预制植入物和接骨板等,可达到精确化重建缺损区的眶外形,恢复正常的眶和眶内容物的比例关系的目的,提高手术的成功率。

5. 鼻缺损　对于鼻骨、鼻软骨缺损,可使用自体或异体组织或生物材料进行修复,包括自体或异体肋软骨、髂骨,固体硅橡胶等;对于软组织缺损可采用全厚皮片、局部皮瓣修复;对于包括鼻骨、鼻软骨、鼻中隔软骨及皮肤全部缺损的全鼻缺损,可采用血管化游离皮瓣进行全鼻重建。

6. 耳廓缺损　外耳主要由皮肤和软骨支架组成。外耳的修复方法因缺损的部位和范围而不同。外侧面单纯皮肤缺损以皮片移植为主。若外侧皮肤和软骨同时缺损或全层缺损时,应使用复合移植体或包含支架结构的复合皮瓣修复。

【临床路径】

1. 询问病史　详细询问患者受伤原因、时间、地点及诊疗过程。

2. 临床检查　全面评价口腔颌面部骨组织缺损及口颌功能情况。

3. 辅助检查　进行影像学检查以明确骨组织缺损部位及范围,全面评估骨组织缺损量。

4. 处理　全身及局部对症支持治疗,并根据软组织缺损的部位及范围等情况选用不同的重建方法。

5. 随访　术后定期复查,根据术后恢复情况酌情进行义齿修复及美容整形。

（龙　洁）

第十三章

口腔颌面部异物

【概述】

火器伤、戳伤、交通事故伤和医疗过失等常引起口腔颌面部异物滞留,异物滞留可能会引起感染、疼痛、肿胀等症状。位于口腔颌面部重要解剖结构内的异物可能引起神经或肌肉病变,导致颌面部相应的功能障碍,引发严重的并发症,需要手术取出。

【诊断要点】

(一) 病史

异物接触史、损伤史、手术治疗史,多数异物损伤病史明确。

(二) 临床表现

1. 局部症状　局部出血或流脓、红肿痛,合并大血管损伤时发生大出血,神经损伤时出现神经运动和感觉障碍,局部形成窦道,伴有张口、咀嚼、吞咽、语言等功能障碍。

2. 全身症状　异物损伤早期出现发热、头痛等症状,严重者出现寒战、高热,甚至发展成败血症。

3. 继发感染　局部炎性疼痛、脓肿形成。

4. 精神症状　患者出现焦虑等异常表现。

(三) 辅助检查

1. X 线片　放置金属参考物协助异物的定位。

2. CT　准确定位,获得异物与其周围组织关系的准确信息。

3. MRI　检出非磁性异物的有效方法,适用于非金属异物。

4. 超声　可用于异物定位和引导手术,对深部异物诊断准确率低。

【治疗原则与方案】

重度外伤导致的异物存留需先评估患者全身情况,在生命体征平稳,排除颅脑损伤或其他脏器伤的情况下再考虑异物处置。对于异物伴有感染的患者需积极抗感染治疗；对于伴有焦虑等精神症状的患者需行心理干预。体内滞留异物原则上均应取出，对于深在而细小的异物、周围无重要组织器官、无明显症状者可综合判断决定是否手术取出。

1. 浅表异物摘除　伤口未闭合者可直接用止血钳夹出异物。钢铁类异物可用恒磁或电磁吸铁器吸出。已经愈合的伤口可局麻下分离表面组织取出异物。

2. 深部异物摘除　按照术前异物定位和切口入路的设计寻找异物。存留时间较长的异物，周围已形成纤维包裹，为防异物游走，找到异物后应稳妥夹持后慢慢取出。外形尖锐的异物，取出前应明确其周界，避免伤及周围神经和血管。

3. 计算机导航辅助深部异物摘除　患者术前行螺旋 CT 检查，通过导航术前规划软件，将患者的 CT 数据转化为手术导航系统专用格式后导出，用于术中异物和重要解剖结构的实时定位。手术过程中，导航系统可以动态显示手术器械的位置，术者可以从多个角度观察器械和异物的空间位置，实现快速、准确的定位和取出异物，同时最大限度保护重要解剖结构。

【临床路径】

1. 询问病史　受伤时间、受伤方式、异物性质、伤口处理、既往病史、是否长期服用抗凝药物等。

2. 临床检查　损伤部位、伤道（入口和出口）污染或感染程度，有无功能损害。

3. 辅助检查　金属异物拍摄头颅正侧位 X 线片或 CT 进行三维定位；非金属异物需要做 MRI 或超声检查。

4. 处理　根据异物损伤部位、临床表现，异物形状、大小及性质采取不同的处理方法。

5. 预防　从事有异物飞溅可能的相关作业时佩戴防护器具。杜绝医源性异物遗留。

（龙　洁）

第十四章

颌面部软组织清创缝合术

【概述】

　　口腔颌面部软组织创伤是最常见的颌面部创伤,受伤后若处理不当容易引起颜面容貌的改变,影响患者身心健康。及时妥当地对颜面部软组织进行清创缝合术是预防伤口感染、促进伤口愈合的基本方法。

【适应证】

　　颜面部裂伤、撕裂伤、撕脱伤、切割伤、刺伤、咬伤、火器伤等。

【器材选择】

　　消毒钳、铺巾、弯盘、口镜、蚊式止血钳、持针器、骨膜剥离器、线剪、组织剪、有齿镊、无齿镊、弯头眼科剪、刀柄、刀片、甲状腺拉钩、缝线、吸唾管、引流条/管、注射器、无菌纱布。

　　75% 乙醇、0.5% 碘伏、0.1%~0.5% 氯己定溶液、2% 利多卡因、0.9% 氯化钠注射液、1%~3% 过氧化氢溶液。

【操作步骤】

　　(一)生命体征评估

　　对于口腔颌面外伤患者,在进行软组织清创缝合之前,应对患者的全身情况进行评估,保证患者在全身情况良好、生命体征平稳的情况下进行。

　　(二)麻醉

　　对于伤情较轻的患者可采用局部浸润麻醉或者神经阻滞麻醉;对于伤情较重或者不合作的患者(儿童、婴幼儿、精神障碍者等)可采用全身麻醉或者基础麻醉加局部麻醉。

　　(三)清理创面

　　1. 冲洗创口

　　(1)将无菌纱布覆盖创面,用 0.9% 氯化钠注射液洗净创口周围的皮肤。

（2）用 1%~3% 过氧化氢溶液及 0.9% 氯化钠注射液冲洗创口,并用无菌纱布反复擦洗,尽可能去除创面内的异物、细菌、血凝块及坏死的组织碎片。

2. 清理创口

（1）用 0.5% 氯己定溶液对创口周围皮肤进行重新消毒、铺巾。

（2）利用镊子、刮匙或止血钳对嵌入组织内的异物进行进一步的清理。

（3）清除已确定坏死的组织(唇、鼻、舌、耳、眉及眼睑组织,即使大部分离体,在无明确感染和坏死的情况下,均应尽量保留)。

（4）修整创缘。

（四）止血

根据组织损伤的部位、出血的来源和程度采用合适的止血方法对创面进行止血。对于较大血管的断端应采用最可靠的结扎止血法进行止血;对于小静脉、小动脉和组织渗血可以采用电凝止血;对于洞穿性创面可用碘仿纱条或者纱条填塞止血。

（五）缝合

口腔颌面部软组织清创缝合术中,缝合方式应该根据受伤时间及创口情况综合考虑。在伤后 24~48 小时之内均应在清创后严密缝合;伤后超过 48 小时,确认无明显感染和组织坏死后,也可充分清创后进行严密缝合;若预计伤口可能发生感染时,应在创口内放置引流条;若伤口已经发生感染则不应做初期缝合,待感染控制后再做处理。

口腔颌面部不同部位的软组织损伤有其各自特点,处理方法也不尽相同,以下将逐一介绍处理的方法及注意事项。

1. 唇部损伤

（1）缝合时首先缝合肌层,将口轮匝肌对位缝合。

（2）按照唇部的正常解剖位置缝合口内黏膜。

（3）按照唇部的正常解剖位置缝合皮肤(使用美容线)。缝合皮肤的第一针应先缝合唇红缘处,以保证唇红缘处的精确定位;随后进行皮下组织缝合;最后进行唇白皮肤的缝合,若创缘不整齐,可对皮肤进行少量修剪,以减轻术后瘢痕。

（4）对于已经离断的唇组织,用 0.9% 氯化钠注射液清洗干净,并浸泡于抗生素溶液中(若患者青霉素皮试阴性,可将离断组织浸泡于 50ml 0.9% 氯化钠注射液中并加入 40 万 ~80 万单位青霉素,浸泡时间为 30 分钟),最后将离断组织复位并对位缝合,缝合方法同上述(1)～(3)。

(5) 对于唇部贯通伤清创缝合时应先缝合口内黏膜创口,然后重新消毒后,再依次按照肌层、皮下、皮肤分层缝合。

(6) 对于唇部缺损的处理:若缺损不超过全唇的 1/3 可利用组织的弹性和延展性,直接或者经过松解后拉拢缝合;若缺损占全唇的 1/2 左右,可考虑用鼻唇沟组织瓣、对侧唇组织交叉转移瓣或者唇颊组织滑行瓣来修补缺损的组织;若缺损超过全唇的 2/3 以上时,可利用鼻唇沟组织瓣与对侧唇组织交叉转移瓣相结合的方式对缺损处进行修补。

2. 颊部损伤

(1) 对无组织缺损的颊部损伤或颊部贯通伤,清创后直接对位缝合:首先关闭颊侧黏膜创口,然后重新消毒后,再依次按照肌层、皮下、皮肤分层缝合。

(2) 对组织缺损少的颊部损伤,可在黏膜及皮肤周围做潜行分离并拉拢缝合,缝合方法同上;对于张力较大者,可利用纽扣褥式定向缝合的方法进行减张缝合;必要时可做附加切口,滑行瓣或组织转移瓣缝合。

(3) 对组织缺损较大、不能关闭创口的颊部全层洞穿型损伤,可利用带蒂皮瓣、吻合血管的游离皮瓣行一期修复;若条件不允许,则可将口腔黏膜创缘与颊部皮肤创缘相对缝合,关闭创口,遗留的颊部洞穿型缺损待二期整复。

(4) 若颊侧口腔黏膜无缺损,皮肤有缺损,则应先将颊侧黏膜对位缝合,再根据颊部缺损的大小选择合适的方式关闭创口,具体方法参考上述(2)和(3)。

(5) 若颊部损伤伴有面神经、腮腺及腮腺导管的损伤,应一并进行修复。

3. 腭部损伤

(1) 软腭损伤:创口小的软腭裂伤,可直接拉拢缝合;腭部贯通伤,应分别缝合鼻腔黏膜、肌层及口腔黏膜。

(2) 硬腭损伤:若仅为硬腭软组织撕裂伤,无组织缺损可直接拉拢缝合;如有组织缺损且缺损较小,可以在缺损两侧外 1～1.5cm 处做松弛切口,从骨面分离黏骨膜瓣后,向缺损处拉拢做褥式缝合或间断缝合,两侧暴露的骨创面用碘仿纱条或纱布填塞;如有组织缺损且缺损较大,不能即刻修复,可制作腭护板暂时隔离鼻腔与口腔,待二期再行手术治疗。

4. 舌部损伤

(1) 舌体长度与舌的功能密切相关,因此在缝合舌体时应尽量保持舌体的长度,缝合时舌肌使用 1# 丝线,黏膜用 4# 粗丝线水平褥式加间断缝合,进出针距大于 5mm,进针要深,多带肌肉,并打三叠结以防止创口裂开或缝线松脱。

(2) 如舌体无组织缺损,清创后按照上述原则直接将舌体组织拉拢缝合。

(3) 如舌体组织有缺损时,应将创口按前后纵行方向进行缝合,切勿将舌尖向后折转缝合,以免舌体缩短影响术后舌的发音功能。

(4) 对于已经离断的舌体组织,用 0.9% 氯化钠注射液清洗干净,并浸泡于抗生素溶液中(若患者青霉素皮试阴性,可将离断组织浸泡于 50ml 0.9% 氯化钠注射液中并加入 40 万 ~80 万 U 青霉素,浸泡时间为 30 分钟),最后将离断舌体组织复位并对位分层缝合。

(5) 若舌与邻近牙龈、口底黏膜等同时存在创口,应先关闭舌的创面,在此基础上再关闭其他创面,以免舌部创口后期发生粘连,影响舌的活动。

5. 眉、睑损伤

(1) 眉部的损伤应注意按照正常解剖位置精确对位缝合,以免发生伤后眉毛分布不均匀、眉毛错位或断裂畸形;利用细针细线(美容线)按照肌层、皮下、皮肤分层缝合。

(2) 睑部损伤若无组织缺损,伤口为水平方向时可直接用美容线对位缝合,3~5 天便可拆线,术后瘢痕不明显;伤口为纵行方向时,不宜直接拉拢缝合,应采用 Z 字成形术封闭伤口,以防止睑外翻。

(3) 睑部损伤若伴有组织缺损,也不宜直接拉拢缝合,应采用全厚皮片移植或邻近皮瓣转移修复。

(4) 睑部损伤清创缝合术后,可在眼结膜囊内涂敷少量金霉素眼膏,以减少摩擦,预防感染的发生。

6. 鼻部损伤

(1) 鼻部的损伤应注意按照正常解剖位置精确对位缝合,尽量恢复鼻部原有的外形。

(2) 断裂的鼻软骨切勿随意切除,应将软骨置于软骨膜中,再行皮肤缝合。

(3) 对于鼻孔周围的创口,在缝合后,应在患侧鼻孔内放置一个包裹有碘仿纱布的橡皮管,以恢复正常鼻孔外形,同时促进创口正常愈合。

(六) 术后给药

1. 口腔颌面部软组织清创缝合术后,应根据损伤部位的具体情况选用合适的抗菌药物预防感染。

2. 口腔颌面部软组织清创缝合术后的患者,应常规使用破伤风抗毒素,预防破伤风。

3. 对于被猫、狗等动物咬伤或抓伤的患者应常规注射狂犬疫苗,预防狂犬病的发生。

4. 对于口腔内的创口应常规使用漱口药物(如聚维酮碘溶液、氯己定溶液等),减少感染的发生。

5. 根据具体情况选用止血药和消肿药。

(杨　波)

第十五章

颌面部骨折手术入路

选择正确的手术入路是保证颌面部骨折手术成功的关键,正确的手术入路能够让手术视野充分暴露,方便术者操作,使手术变得简单、顺利。口腔颌面部涉及面部美观,这是其与身体其他部位手术入路的不同之处。因此,口腔颌面部手术入路应该遵循如下原则:①充分暴露骨折断端;②保证骨折段能够获得良好的复位;③保证固定等操作方便;④切口距离骨断端近,手术路径短,对组织的继发创伤小;⑤切口隐蔽,术后瘢痕隐蔽,对颜面部容貌影响小。术者应该根据手术需要综合考虑后选择最适合的手术入路。

口腔颌面部骨折手术入路主要有:口内入路、下颌下入路、下颌后入路、耳前入路、耳后入路、眶周小切口、面部小切口、头皮冠状切口及瘢痕入路。

第一节 口 内 入 路

一、上颌前庭沟入路

【概述】

上颌前庭沟入路是面中部骨折最常用的手术切口之一,其优点在于术后瘢痕隐蔽,不损伤面神经等。

【适应证】

上颌骨骨折、颧骨骨折、颧弓骨折等。

【器械选择】

手术刀柄和刀片、电刀、有齿镊、无齿镊、弯止血钳、蚊式止血钳、持针器、骨膜剥离器(大、小)、组织剪、线剪、小拉钩、甲状腺拉钩、深部拉钩、开口器。

【操作步骤】

1. 切口设计　切口位于牙龈与黏膜交界上方 3~5mm 处(对于无牙颌患者,切口应位于牙槽嵴顶),切口长度取决于手术区域的大小及手术涉及的范围,一般可延长至第一磨牙处。将设计好的手术切口用亚甲蓝进行画线标记。

2. 切开、翻瓣、显露手术部位

(1) 术前用 1/10 万 ~1/50 万肾上腺素盐水黏膜下注射,减少术中出血。

(2) 用刀片沿标记线切开黏膜、黏膜下层、肌肉和骨膜。

(3) 用骨膜剥离器在骨膜下剥离组织,翻起黏膜瓣,暴露上颌骨及颧骨等骨折部位。

(4) 剥离组织应该按照一定的顺序进行:上颌骨前面的组织首先被剥离,随后剥离梨状孔周围组织,最后剥离颧牙槽嵴后方的组织。剥离过程注意勿损伤眶下神经血管束,颧牙槽嵴后方组织易出血,应注意止血。

3. 止血　电凝烧灼止血。

4. 关闭切口

(1) 彻底冲洗创面并止血。

(2) 缝合针穿过黏膜、黏膜下层、肌层和骨膜,将切口对位缝合(只缝合一层),特别注意上唇系带的对位,缝合针距不宜太密,约 6~8mm。

(3) 在前磨牙处放置带线引流条一根。

二、下颌前庭沟入路

【概述】

下颌前庭沟入路可为整个下颌骨骨折的手术提供相对安全的手术入路,具有操作简单、快速、术后瘢痕隐蔽、并发症少等优点。

【适应证】

下颌骨正中联合骨折、下颌骨颏部骨折、下颌骨体部骨折、下颌角骨折、下颌升支骨折、无明显移位的髁突低位骨折等。

【器械选择】

手术刀柄和刀片、电刀、有齿镊、无齿镊、弯止血钳、蚊式止血钳、持针器、骨膜剥离器(大、小)、组织剪、线剪、小拉钩、甲状腺拉钩、开口器。

【操作步骤】

1. 切口设计　切口位于牙龈与黏膜交界下方 4~5mm 处(对于无牙颌患

者,切口应位于牙槽嵴顶),切口长度取决于手术区域的大小及手术涉及的范围。将设计好的手术切口用亚甲蓝进行画线标记。

2. 切开、翻瓣、显露手术部位

(1) 术前用 1/10 万 ~1/50 万肾上腺素盐水黏膜下注射,减少术中出血。

(2) 用刀片沿标记线呈弧形切开黏膜层(只切开黏膜)。

(3) 在前磨牙与尖牙之前的区域,沿肌纤维方向斜行锐性切开,直至骨面,保留足够的颏肌在切口的龈缘侧;在前磨牙与尖牙之间的区域,肌肉层切口应该靠上并垂直于肌肉切开,避免损伤颏神经;向后延伸的切口应该位于外斜线上且不高于下颌骀平面。

(4) 自骨膜下将颏肌从下颌骨剥离,暴露骨折部位。

3. 止血 电凝烧灼止血。

4. 关闭切口

(1) 彻底冲洗创面并止血。

(2) 先缝合颏肌。

(3) 缝合针穿过黏膜、黏膜下层、肌层和骨膜,将切口全层对位缝合,缝合针距不宜太密,约 6~8mm。

(4) 下颌前庭沟区域弹性绷带包扎,防止出血。

第二节 下颌下入路

【概述】

下颌下入路是最常见下颌骨骨折手术入路,能够暴露下颌体部和下颌升支。该手术简单实用,易于掌握,可用于下颌体部、下颌升支及部分髁突骨折的手术入路。

【适应证】

下颌角骨折、下颌体部骨折、下颌升支骨折、髁突基底部骨折、髁突颈部骨折等。

【器械选择】

手术刀柄和刀片、电刀、有齿镊、无齿镊、弯止血钳、蚊式止血钳、持针器、骨膜剥离器(大、小)、组织剪、线剪、小拉钩、甲状腺拉钩、可吸收线、美容线。

【操作步骤】

1. 术前准备 对于行下颌下入路的手术,术前应该备皮,男性患者刮除该区域胡须,铺巾时术野前方暴露口角及下唇,后方暴露外耳道。

2. 切口设计 切口位于下颌骨下缘约两横指位置(1.5~2.0cm),平行于下颌骨下缘做长约 7cm 切口,根据手术需要可适当延长手术切口。将设计好的手术切口用亚甲蓝进行画线标记。

3. 切开、翻瓣、显露手术部位

(1) 术前用 1/10 万 ~1/50 万肾上腺素盐水皮下注射,减少术中出血。

(2) 切开皮肤、皮下组织,达到颈阔肌。

(3) 切开颈阔肌(肌肉切口长于皮肤切口),显露颈深筋膜浅层。

(4) 切开颈深筋膜浅层(切开位置与皮肤切口一致)(在此层找到面动静脉并结扎,注意勿损伤面神经下颌缘支),继续分离直至下颌骨下缘。

(5) 沿下颌骨下缘切开翼咬肌联合韧带,用骨膜剥离器将咬肌连同骨膜一起自下颌升支表面翻起,显露下颌体、下颌角及下颌升支。

4. 止血 结扎止血、电凝烧灼止血。

5. 关闭切口

(1) 彻底冲洗创面并止血。

(2) 将咬肌与翼内肌间断处缝合。

(3) 缝合颈阔肌。

(4) 缝合皮下组织。

(5) 用美容线将皮肤对位缝合。

(6) 最后在切口低位放置带线引流条一根。

第三节 下颌后入路

【概述】

下颌后入路最先由 Hinds 和 Girotti 提出,该入路从下颌后缘以最短的距离到达下颌升支,适用于下颌升支及髁突骨折,该手术入路存在损伤面神经、涎瘘、瘢痕等手术并发症。

【适应证】

下颌升支骨折、髁突低位骨折、髁突颈部骨折等。

【器械选择】

手术刀柄和刀片、电刀、有齿镊、无齿镊、弯止血钳、蚊式止血钳、持针器、骨膜剥离器(大、小)、组织剪、线剪、小拉钩、甲状腺拉钩、乙状切迹拉钩、可吸收线、美容线。

【操作步骤】

1. 术前准备 对于行下颌后入路的手术,术前应该备皮,男性患者应剔除该区域胡须,铺巾时口角、下唇及外耳道需要暴露在手术视野中。

2. 切口设计 切口位于耳垂下 0.5~1.0cm,平行于下颌骨后缘,切口长度约为 3.0~3.5cm,根据手术需要可适当向下延长手术切口至下颌角水平。将设计好的手术切口用亚甲蓝进行画线标记。

3. 切开、翻瓣、显露手术部位

(1) 术前用 1/10 万 ~1/50 万肾上腺素盐水皮下注射,减少术中出血。

(2) 切开皮肤、皮下组织,达到颈阔肌,潜行分离皮下组织。

(3) 切开颈阔肌、浅肌筋膜系统和腮腺筋膜,显露腮腺。

(4) 在腮腺组织内用止血钳向下颌骨升支后缘方向钝性分离,分离的方向应该与面神经走向一致。在分离过程中会遇到面神经下颌缘支,将下颌缘支从周围组织中分离,并根据手术部位向上或者向下牵拉面神经。在分离过程中偶尔会遇到垂直方向走行的面神经颈支,应注意辨别,勿损伤面神经。

(5) 继续向下分离直至下颌骨后缘,显露翼咬肌韧带,在此区域可遇见下颌后静脉,注意勿损伤该静脉。

(6) 切开翼咬肌韧带,用骨膜剥离器从上自下剥离咬肌,暴露下颌升支、颞下颌关节和喙突。

4. 止血 结扎止血、电凝烧灼止血。

5. 关闭切口

(1) 彻底冲洗创面并止血。

(2) 缝合咬肌和翼内肌。

(3) 缝合腮腺筋膜、浅肌筋膜系统和颈阔肌。

(4) 缝合皮下组织。

(5) 用美容线将皮肤对位缝合。

(6) 最后在切口最低处放置带线引流条一根。

第四节　小切口腮腺前下缘入路

【概述】

小切口腮腺前下缘入路可有效地避免面神经损伤及涎瘘等并发症,并提供清晰的术野,便于复位固定骨折断端。对于中、低位髁突骨折治疗效果佳。

【适应证】

髁突低位骨折、髁突颈部骨折、下颌升支骨折等。

【器械选择】

手术刀柄和刀片、电刀、有齿镊、无齿镊、弯止血钳、蚊式止血钳、持针器、骨膜剥离器(大、小)、组织剪、线剪、小拉钩、甲状腺拉钩、乙状切迹拉钩、可吸收线、美容线。

【操作步骤】

1. 术前准备　术前常规备皮,男性患者应剔除该区域胡须,铺巾时口角、下唇及外耳道需要暴露在手术视野中。

2. 切口设计　切口位于耳屏前,起始于骨折线上1cm,平行于下颌骨升支,向下延长2~2.5cm。将设计好的手术切口用亚甲蓝进行画线标记。

3. 切开、翻瓣、显露手术部位

(1) 术前用1/10万~1/50万肾上腺素盐水皮下注射,减少术中出血。

(2) 切开皮肤、皮下组织、浅肌筋膜系统,并将其向后牵拉直到暴露腮腺前下缘。

(3) 分离腮腺和咬肌之间的潜在间隙后,向后上牵拉腮腺,暴露附着于下颌升支的咬肌。

(4) 纵行切开咬肌后,直视下复位固定骨折断端。

4. 止血　结扎止血、电凝烧灼止血。

5. 关闭切口

(1) 彻底冲洗创面并止血。

(2) 缝合咬肌。

(3) 缝合腮腺咬肌筋膜。

(4) 缝合皮下组织。

(5) 用美容线将皮肤对位缝合。

（6）酌情考虑放置带线引流条一根。

第五节　耳 前 入 路

【概述】

耳前入路能够显露颞下颌关节，是髁突骨折常用的手术入路之一。

【适应证】

髁突高位骨折等。

【器械选择】

手术刀柄和刀片、电刀、有齿镊、无齿镊、弯止血钳、蚊式止血钳、持针器、骨膜剥离器（大、小）、组织剪、线剪、小拉钩、甲状腺拉钩、可吸收线、美容线。

【操作步骤】

1. 术前准备　对于耳前入路行髁突骨折的手术，术前应该备皮，剔除耳前区域毛发，头部用无菌布包裹，将头发隔离在术区外，以减少头发对手术视野的干扰。

2. 切口设计　切口位于整个耳前皱褶（用手挤压耳前皮肤形成皮肤皱褶，此处便为手术切口的位置），向上延伸至颞部发际内，呈拐杖形切口（长度约4cm），将设计好的切口用亚甲蓝进行画线标记。

3. 切开　术前用1/10万~1/50万肾上腺素盐水皮下注射，减少术中出血。切开皮肤、皮下组织到达颞肌筋膜浅层深面。

4. 止血　电凝烧灼止血。

5. 翻瓣显露手术部位　在颧弓上方，用骨膜剥离器在颞肌筋膜浅层深面钝性分离，向前翻起皮瓣1.5~2.0cm；向下继续分离暴露颧弓和关节囊；T形切口切开颞下颌关节囊和骨膜后，暴露骨折断端。

6. 关闭切口　彻底冲洗关节腔并止血，用可吸收线将关节盘向后与髁突外侧附着缝合，关闭关节下腔；将剩余关节囊切缘与颞骨附着切缘缝合，关闭关节上腔；缝合皮下组织，用美容线将皮肤对位缝合，最后在切口最低处放置带线引流条一根。

第六节　耳后入路

【概述】

耳后入路能够从后外侧显露颞下颌关节,常被用于髁突骨折的手术入路。

【适应证】

髁突囊内骨折、髁突颈部骨折等。

【器械选择】

手术刀柄和刀片、电刀、有齿镊、无齿镊、弯止血钳、蚊式止血钳、持针器、骨膜剥离器(大、小)、组织剪、线剪、小拉钩、甲状腺拉钩、可吸收线、美容线。

【操作步骤】

1. 术前准备　对于耳后入路行髁突骨折的手术,术前应用无菌布包裹头部,将头发隔离在术区外,以减少头发对手术视野的干扰。

2. 切口设计　切口位在耳甲腔背后 2~3mm 走行,起于耳甲腔后皱襞,止于耳垂稍上方。将设计好的切口用亚甲蓝进行画线标记。

3. 切开、翻瓣、显露手术部位

(1) 术前用 1/10 万 ~1/50 万肾上腺素盐水皮下注射,减少术中出血。

(2) 沿标记线切开皮肤、皮下组织到达颞肌筋膜深层。

(3) 在头侧,朝颧弓及关节窝方向钝性分离颞肌筋膜深层;在尾侧自乳突筋膜水平起,在水平方向钝性分离外耳道软骨膜。

(4) 将外耳道软骨横断切开。

(5) 沿颞筋膜深层朝关节窝和关节隆凸方向继续分离。

(6) 使用骨膜分离器沿外侧韧带平面钝性分离关节周围软组织,暴露髁突。

4. 止血　电凝烧灼止血。

5. 关闭切口　分层缝合关闭创口。

第七节　眶周小切口

一、下睑切口

(一) 睑缘下切口

【概述】

睑缘下切口是最常见的眶周骨折手术入路,可以很好地显露眶下缘及眶底。该手术从下睑缘皮肤自然皱褶处切开,具有术后瘢痕隐蔽的优点。

【适应证】

眶下壁骨折、眶底骨折、眶外侧壁骨折及颧骨骨折等。

【器械选择】

手术刀柄和刀片、有齿镊、无齿镊、弯止血钳、蚊式止血钳、持针器、骨膜剥离器(大、小)、眼科剪(弯)、线剪、小拉钩、可吸收线、美容线、双极电凝、脑膜板。

【操作步骤】

1. 切口设计　切口位于睑缘下 2~3mm,长度贯穿整个下睑缘,可根据手术需要顺皮纹方向延长切口,但不能超过外眦角外 2cm。将设计好的手术切口用亚甲蓝进行画线标记。

2. 保护眼球　用 5-0 细针细线暂时缝合睑裂,保护眼球。

3. 切开、翻瓣、显露手术部位

(1) 术前用 1/10 万 ~1/50 万肾上腺素盐水皮下注射,减少术中出血。

(2) 用刀片沿标记线切开皮肤全层。

(3) 分离皮下,用弯眼科剪沿皮下眶下缘方向剥离 4~6mm,显露眼轮匝肌。

(4) 用弯眼科剪顺肌纤维方向分离眼轮匝肌,深度到达眶外壁骨膜即可。

(5) 在眶下缘下及外侧 3~4mm 处切开骨膜,注意此时勿损伤下方的眶下神经。

(6) 用骨膜剥离器将骨膜掀起,显露骨折断端。

(7) 手术操作时应在眶底骨膜下放置一脑膜板,以免术中损伤眼球。

4. 止血　双极电凝止血。

5. 关闭切口

(1) 彻底冲洗创面并止血。

(2) 用可吸收线缝合骨膜层。

(3) 眼轮匝肌不用缝合,可直接用美容线对位缝合皮肤。

(二) 结膜内切口

【概述】

结膜内切口是较为常用的眶周骨折手术入路,可以很好地显露眶下缘及眶底。该手术切口位于结膜内,具有术后瘢痕隐蔽的优点。

【适应证】

眶下壁骨折、眶内壁骨折、眶底骨折等。

【器械选择】

手术刀柄和刀片、有齿镊、无齿镊、弯止血钳、蚊式止血钳、持针器、骨膜剥离器(大、小)、眼科剪(弯)、线剪、小拉钩、可吸收线、美容线、双极电凝、脑膜板、角膜保护罩。

【操作步骤】

1. 切口设计　切口位于睑结膜内,在睑板下缘和下睑结膜穹隆之间做切口。可根据手术需要向内延长切口暴露眶内缘及眶内壁或者向外顺皮纹方向延长切口约 1~1.5cm,暴露眶外缘及眶外壁。

2. 保护眼球　放置角膜保护罩保护眼球。

3. 切开、翻瓣、显露手术部位

(1) 术前用 1/10 万 ~1/50 万肾上腺素盐水于睑结膜下注射,减少术中出血。

(2) 弯眼科剪在睑板下缘和下睑结膜穹隆之间剪开结膜和下睑缩肌,用缝合线将下睑缘向下牵引。

(3) 用脑膜板将眼球及眶内容物挡住。

(4) 用手术刀切开眶骨膜,骨膜剥离器剥离骨膜,用脑膜板阻挡防止眶内脂肪脱出。

(5) 显露骨折断端。

4. 止血　双极电凝止血。

5. 关闭切口

(1) 彻底冲洗创面并止血。

(2) 用可吸收线缝合骨膜层。

(3) 用可吸收线连续缝合的方法缝合结膜切口,注意缝线两端应埋入组织内。

二、上睑切口

【概述】

上睑切口位于上睑皮肤自然皱褶内,是常见的眶周骨折手术入路,可以很好地显露眶上缘。该手术具有操作方便、直观、术后瘢痕隐蔽等优点。

【适应证】

眶上壁骨折、眶外侧壁骨折等。

【器械选择】

手术刀柄和刀片、有齿镊、无齿镊、弯止血钳、蚊式止血钳、持针器、骨膜剥离器(大、小)、眼科剪(弯)、线剪、小拉钩、可吸收线、美容线、双极电凝。

【操作步骤】

1. 切口设计　切口位于上眼睑皱褶靠外侧 1/2 或 1/3 处,起始处距离睑缘至少 10mm,向下外侧做与皱褶方向一致的弧形切口,可根据手术需要顺皮纹方向延长切口,止点高度不应低于外眦上方 6mm。将设计好的手术切口用亚甲蓝进行画线标记。

2. 保护眼球　用 5-0 细针细线暂时缝合睑裂,保护眼球。

3. 切开、翻瓣、显露手术部位

(1) 术前用 1/10 万 ~1/50 万肾上腺素盐水在眼轮匝肌深面注射,减少术中出血。

(2) 用刀片沿标记线切开皮肤和眼轮匝肌。

(3) 潜行分离皮肤 - 肌肉瓣。

(4) 拉开皮肤 - 肌肉瓣,显露眶上缘骨膜。

(5) 切开眶上缘骨膜,用骨膜剥离器将骨膜掀起,显露眶上缘及眶外缘骨折断端。

4. 止血　双极电凝止血。

5. 关闭切口

(1) 彻底冲洗创面并止血。

(2) 用可吸收线缝合骨膜和肌肉层。

(3) 美容线对位缝合皮肤。

三、眉弓切口

【概述】

眉弓切口位于眉毛内,不涉及重要的神经和血管,操作相对简单,常被用于眶上壁、眶外侧壁及颧额缝处骨折的手术入路,但该手术入路暴露范围非常有限。

【适应证】

眶上壁骨折、眶外侧壁骨折等。

【器械选择】

手术刀柄和刀片、有齿镊、无齿镊、弯止血钳、蚊式止血钳、持针器、骨膜剥离器、眼科剪(弯)、线剪、小拉钩、可吸收线、美容线、双极电凝。

【操作步骤】

1. 术前准备　无需剔除眉毛。

2. 切口设计　切口位于眉毛内且与眉毛走向一致,长度约为 2cm,切口的最下端应高于眉毛外侧的最低点。

3. 切开、翻瓣、显露手术部位

(1) 术前用 1/10 万 ~1/50 万肾上腺素盐水皮下注射,减少术中出血。

(2) 用两手指置于眶上缘两侧将局部皮肤固定,沿设计切口切开皮肤及皮下组织并在骨膜上做潜行分离。

(3) 用手术刀锐性切开骨膜。

(4) 用骨膜剥离器上下剥离骨膜,显露眶外缘骨折断端。

4. 止血　双极电凝止血。

5. 关闭切口

(1) 彻底冲洗创面并止血。

(2) 用可吸收线缝合骨膜。

(3) 可吸收线缝合皮下组织。

(4) 美容线对位缝合皮肤。

第八节　面部小切口

【概述】

颌面部骨折,若骨折部位有开放性伤口存在时,可以利用创口直接进入骨折部位进行复位和固定,具有方法简便、直视下复位固定等优点,缺点是面部留有瘢痕,影响美观。

【适应证】

颧额缝、眶下缘及颧骨颧弓骨折等。

【器械选择】

手术刀柄和刀片、电刀、有齿镊、无齿镊、弯止血钳、蚊式止血钳、持针器、骨膜剥离器(大、小)、组织剪、线剪、小拉钩、甲状腺拉钩、可吸收线、美容线。

【操作步骤】

1. 术前准备 对于开放性伤口,术前应该行软组织清创缝合术,具体操作步骤详见第十四章。

2. 切口设计 利用开放性伤口的创面作为切口的手术入路,可以根据手术的情况适当延长切口。

3. 切开 沿开放性伤口创面继续往下分离,直至到达骨折创面。

4. 止血 结扎止血或电凝止血。

5. 翻瓣显露手术部位 用骨膜剥离器掀起组织瓣,显露手术部位。

6. 关闭切口 关闭切口之前应该用生理盐水清理伤口,并检查有无活动性出血,将组织瓣复位并分层缝合,皮肤层用美容线缝合,尽量减少术后瘢痕,术后安放带线引流条一根。

第九节 头皮冠状切口

【概述】

头皮冠状切口是一种能够显露颧骨颧弓、面中及面上部和颅骨骨折部位的手术入路。可分为全冠状切口和半冠状切口,全冠状切口从一侧耳屏前垂直向上,经过发际内至对侧耳屏前,可暴露面中部上份及面上部的骨折区域;半冠状切口从一侧耳屏前向上达颅顶中线,可暴露一侧面中 1/3 上份和额颞部的骨折区域。

【适应证】

上颌骨、颧骨、颧弓、眶周、额骨、鼻骨骨折等。

【器械选择】

手术刀柄和刀片、电刀、有齿镊、无齿镊、弯止血钳、蚊式止血钳、持针器、骨膜剥离器(大、小)、组织剪、线剪、小拉钩、甲状腺拉钩、头皮夹、头皮夹钳、倒刺缝线。

【操作步骤】

1. 术前准备　对于拟行头皮冠状切口的手术术前应该备皮,男性患者剃光头,女性患者术前用梳子将长头发沿切口设计分开并编成束,以减少头发散开对手术视野的干扰。

2. 切口设计　切口始于耳前皱褶(如无需暴露颧弓,切口可至耳轮脚;如需暴露颧弓、颞下颌关节时,切口可延长至耳垂),向上沿发际线后方做3~4cm切开。如为全冠状切口,将切口延长至对侧耳前皱褶处;若为半冠状切口,切口应该止于中线发际缘。将设计好的切口用亚甲蓝进行画线标记,以便缝合时准确对位。

3. 切开　术前用1/10万~1/50万肾上腺素盐水皮下注射,减少术中出血。分别切开皮肤、皮下及帽状腱膜,保留颅骨骨膜的完整,以同样的深度向外下延伸,切开皮肤、皮下、颞浅筋膜层深面。

4. 止血　头皮冠状切口,失血量大,切开头皮后用大骨膜剥离器游离创缘1~2cm,然后用头皮夹止血。注意不能用电刀在切开创缘止血,以免毛囊损伤导致脱发。

5. 翻瓣显露手术部位　在帽状腱膜与骨膜之间,用手指或电刀沿骨膜表面进行分离,分离至眶上缘上方2~3cm水平,切开骨膜,将骨膜与头皮一并掀起达眶上缘(若需要暴露鼻骨眶内侧缘和筛骨,需充分游离眶上神经血管束,沿骨面向内下掀起皮瓣);皮瓣的颞侧部分,需将颞深筋膜浅层垂直于颞肌走向行弧形切开,暴露颞肌及脂肪垫,继续向下分离可到达颧弓,在颧弓上缘进行骨膜下分离,向前延伸可显露颧骨体。

6. 关闭切口　关闭切口之前应该用生理盐水清理伤口,并检查有无活动性出现,皮下的出血可用电凝止血,创缘处的出血只需将创缘关闭,其出血便能停止。缝合:首先用可吸收线缝合颧骨颧弓处骨膜,继而利用可吸收倒刺线缝合颞深筋膜,再全层缝合头皮,利用可吸收线缝合耳屏前皮下组织,利用美容线将耳屏前皮肤对位缝合,最后在头皮与皮肤交界的切口处放置带线引流条一根。

第十节　瘢　痕　入　路

【概述】

颌面部骨折,若骨折部位有瘢痕存在时,可以利用原瘢痕进入骨折部位进行复位和固定,具有方法简便、直视下复位固定等优点。

【适应证】

颌面部骨折部位存在瘢痕者。

【器械选择】

手术刀柄和刀片、电刀、有齿镊、无齿镊、弯止血钳、蚊式止血钳、持针器、骨膜剥离器(大、小)、组织剪、线剪、小拉钩、甲状腺拉钩、可吸收线、美容线。

【操作步骤】

1. 术前准备　术前应该去除术区毛发(眉毛除外)。

2. 切口设计　按照原有瘢痕,做一梭形切口,必要时可以根据手术的情况适当延长手术切口。

3. 切开　术前用 1/10 万 ~1/50 万肾上腺素盐水皮下注射,减少术中出血。按照原有瘢痕,做一梭形切口,切除原有瘢痕组织,随后按照皮肤、皮下组织、肌层、骨膜层顺序切开,直至到达骨面。

4. 止血　结扎止血或电凝止血。

5. 翻瓣显露手术部位　用骨膜剥离器掀起组织瓣,显露手术部位。

6. 关闭切口　关闭切口之前应该用生理盐水清理伤口,并检查有无活动性出血,将组织瓣复位并分层缝合,皮肤层用美容线缝合,尽量减少术后瘢痕,术后安放带线引流条一根。

(田卫东　杨　波)

第十六章

颌面部骨折复位和固定技术

对于颌骨骨折患者,为恢复其咬合或美观的功能,应遵循 AO/ASIF 提出的治疗原则,即骨折的解剖复位;功能稳定性固定;无创外科;早期功能性运动。其中精确的解剖复位和稳固的固定对于骨折的愈合和患者功能障碍的恢复至关重要。

第一节　颌面部骨折复位技术

一、手法复位

【概述】

手法复位简单易行、无创伤、不需特殊手术器械,但适应证较局限。

【适应证】

适用于移位不明显或肌肉牵拉作用不强的新鲜骨折病例。

【禁忌证】

复位困难,或复位后难以稳定的病例。

【操作步骤】

1. 局麻或全麻下,术者双手把住骨折线的两端,移动两侧骨段,使上下颌牙齿对位于满意的咬合关系。

2. 复位后限制颌骨运动,以预防复位后的骨折块再次移位。

【注意事项】

1. 复位时防止用力过猛撕伤黏膜或造成人为颞下颌关节脱位。

2. 手法复位仅适用于新鲜骨折,越早复位效果越好,已有纤维愈合者不应采用手法复位。

二、牵引复位

【概述】

牵引的目的是使骨折复位后获得稳定以利于骨折的愈合,包括颌间牵引和颅颌牵引。颌间牵引可使用成品带挂钩的牙弓夹板或颌间固位钉;颅颌牵引可使用外牵张支架(传统的石膏头帽已弃用),按照骨折断端复位的方向,挂上橡皮圈或牵引丝,借助其弹性牵引的力量使骨折端持续、缓慢地按预定轨道复位。

【适应证】

1. 颌间牵引　主要适用于:①牙槽突骨折复位后,咬合关系不稳定;②上下颌骨牙槽突同时存在骨折;③颌骨骨折或正颌手术坚强内固定术中或术后牵引固位;④因全身情况不允许手术切开复位者。

2. 颅颌牵引　主要适用于单纯后方移位的上颌骨骨折。

【操作步骤】

1. 牙弓夹板颌间牵引　将上、下颌分别使用带钩的牙弓夹板固定,根据骨折错位的情况确定牵引方向,通过橡皮圈挂在上下颌牙弓夹板的相应挂钩上。收缩力作用于挂钩上并通过牙弓夹板传导至颌骨上,骨折段受到所有橡皮圈共同作用的合力,使上下颌咬合关系恢复正常。

2. 颌间固位钉钉头侧面一般有环形弧槽,可供悬挂橡皮圈或钢丝。使用时,在牙根间距前庭沟转折处约 2~5mm 处植入颌间固定钉,钉头留于黏膜外供牵引悬挂。根据骨折段移位情况和骨折线位置等具体情况选择植入的数量和位置。

3. 牵引力的大小要适度,一般应由小到大。应经常检查牵引效果并调整牵引力的大小和方向。

【注意事项】

1. 颌间固位钉不损伤牙周组织,以固位钉植入牙槽骨作为牵引,支抗力强大而稳固。但对于有牙槽突骨折的患者,通常需要采用牙弓夹板。

2. 牙弓夹板不利于口腔的清洁,易继发龈炎,应注意固定期间的口腔清洁。

3. 上、下颌牙咬合面之间的尖窝关系是判断复位是否到位的标准。

三、手术切开复位

【概述】

手术切开复位可在直视下更为精确地实现骨折断端的解剖复位。随着内固定材料的发展和手术入路的改进,临床中手术复位越来越多地被采用,已成为目前颌面部骨折复位的主流技术。

【操作步骤】

1. 通常应采用气管内插管全身麻醉,根据手术部位消毒铺巾。

2. 遵循兼顾显露和美观的原则,选择合适的手术入路,充分显露骨折线。

3. 对于新鲜骨折采用器械复位(必要时辅以螺钉牵拉)。

4. 对于陈旧性骨折,使用摆锯、来复锯等进行截骨,根据咬合关系和面型恢复的需求移动断开的骨段,从而达到复位的目的。

【注意事项】

1. 手术切开复位后必须采取稳定可靠的方法进行固定。

2. 复位的目标是重建患者原有的咬合关系以恢复咀嚼功能,恢复其骨的连续性,还原患者伤前颌骨的解剖形态,恢复其高度、宽度、突度和弧度。

3. 对于难以复位回到伤前状态的复杂骨折,如伴有缺损的粉碎性骨折或陈旧性骨折,应优先恢复其咬合关系并兼顾美观功能,可借助数字外科手段进行术前设计和术中引导,以辅助将骨断端移动到相对正确的位置。

第二节　颌面部骨折固定技术

一、单颌固定

【概述】

单颌固定(monomaxillary fixation)是指在发生骨折的颌骨上利用牙弓夹板进行固定,而不将上、下颌骨同时固定在一起的方法。单纯使用时固位力不足,多作为内固定的辅助方法。过去亦有使用金属丝进行骨间结扎固定,但固定力不足,且也不如坚固内固定技术方便,现已基本弃用。

【适应证】

1. 多颗牙的松动或脱位。

2. 局限性牙槽突骨折。

3. 线形且无明显移位的颌骨骨折。

4. 内固定技术的辅助。

【禁忌证】

1. 牙列缺失或用于固定的剩余牙数目不足。

2. 用于固定的支柱牙因牙周问题等有明显松动。

3. 儿童或严重牙齿发育不良等牙冠短导致牙弓夹板放置困难。

4. 乳恒牙交替期牙排列不整齐,乳牙松动。

【操作步骤】

1. 固定前应根据具体区域行相应的局部麻醉,然后将损伤的牙及牙槽骨复位。

2. 用直径 2mm 的铝丝弯制成牙弓夹板,或使用成品的带钩牙弓夹板,按照牙弓形态成形,使牙弓夹板能与每颗牙齿紧贴;对于儿童骨折,也可采用正畸用托槽及弓丝来代替挂钩和弓杠。

3. 牙弓夹板横跨骨折线或松动牙安置到两侧健康牙上,长度一般应根据需要固定的牙齿数目和牙槽突骨折的范围而定。一般作为固定支柱的健康牙数目应为固定牙数的 2 倍。

4. 用直径 0.25~0.5mm 的金属结扎丝穿过牙间隙,将牙弓夹板与每颗牙齿结扎固定在一起。

【注意事项】

1. 如骨折线两侧有牙缺失,可弯制间隔弯曲,弯曲处应抵住两侧余牙,以维持缺牙间隙及对抗肌肉牵拉及瘢痕挛缩。

2. 先结扎健康支柱牙,后结扎患牙。

3. 结扎丝断端弯压在牙间隙内,以免刺伤牙龈、唇及颊黏膜。

4. 在骨折处应力大或有移位时不可单纯使用单颌固定,仅作为内固定手术的辅助。

二、颌间固定

【概述】

颌间固定(intermaxillary fixation)是将上、下颌固定在一起的方法,目的是使移位的骨折段在正确的咬合关系上愈合。其固定可借助于带钩的牙弓夹板、正畸托槽或颌间固位钉。

【操作步骤】

参见本章颌间牵引部分。

【注意事项】

1. 可单纯应用颌间固定治疗骨折,但目前常仅作为内固定术中维持咬合关系或术后辅助固位。

2. 颌间固定时间不宜过长,以免并发颞下颌关节强直或张口困难,以及骨质的失用性脱钙、骨质疏松,影响骨折愈合质量。在骨折端纤维愈合期后早期行张口训练。一般单纯颌间固定时,上颌骨骨折固定 3~4 周,下颌骨骨折固定 4~6 周,髁突颈骨折 2~3 周。

三、坚固内固定

【概述】

坚固内固定(rigid internal fixation)可为骨折愈合过程提供稳定的环境,其固定物可抵消影响愈合的各种不良应力,并能维持骨折在正确的位置上直到愈合。该技术已成为口腔颌面部骨折的首选治疗方法。

【适应证】

除闭合性、无移位的简单线形骨折考虑保守治疗外,多数情况下开放复位坚固内固定应作为首选治疗方案。

【材料选择】

按材料性质可分为钛及钛合金材料和可吸收高分子材料。

按材料特点可分为小型接骨板、微型接骨板、通用接骨板、动力加压接骨板、锁定接骨板、重建接骨板、钛网、拉力螺钉等。

【操作步骤】

(一)术前准备

对于复杂的骨折,术前可借助数字化外科或模型外科的手段进行术前方案设计以及术前内固定材料的预弯。手术应采用气管插管内全身麻醉,为利于术中恢复咬合关系,一般选择鼻腔插管、下颌下插管或气管切开。常规消毒铺巾。

(二)充分暴露

根据骨折范围、位置、移位情况等,选择合适的手术入路,保证术野的充分暴露,力求做到直视下复位固定。

（三）解剖复位

解剖复位是颌骨骨折治疗中最基本的要求。术者应细致、耐心,并尽可能在切开直视下使骨折断端解剖复位,复位后术中进行颌间固定,在保证咬合关系良好的情况下固定钛板。正确的咬合关系是骨折复位的基础。以此为前提,根据患者面部畸形与功能障碍的程度,灵活应用"从固定到活动,从简单到复杂"的复位顺序。

（四）稳固固定

固定应符合生物力学原则,重建中断的骨抗力结构,按主应力轨迹进行固定。根据骨折的具体情况和部位选择适合的接骨板和正确的安放位置。

1. 颏孔前区骨折　用两个接骨板平行放置固定,间距至少 5mm,每侧至少两颗螺钉。先固定牙槽嵴侧接骨板。对于双线骨折,接骨板应跨越中间骨折块,每侧延长 2~3 个固位孔。

2. 下颌体区　先水平固定在根尖与下颌神经管之间,再在下颌骨下缘放置接骨板。下颌角区如采用口内入路通常在外斜线固定一块小型板。

3. 下颌骨髁突骨折　选择适当规格的小型板,先固定在骨折块上,待解剖复位后再固定在升支上。每个骨段至少固定两颗螺钉,螺钉需穿透对侧皮质骨,把持在双侧皮质骨上。斜断面或矢状骨折可用皮质骨螺钉穿接固定。

4. 面中份骨折　注意恢复上颌骨垂直空间的三个支柱,即鼻上颌支柱、颧上颌支柱和翼上颌支柱。在保证固定稳定性的前提下,可将小型板替换为微型板。

5. 颧骨复合体骨折　单向移位可仅固定颧牙槽嵴;如出现骨块向内下塌陷移位,则必须固定颧额缝;如骨折旋转移位,则应在颧牙槽嵴、颧额缝和眶下缘行 3 点固定。

【注意事项】

1. 固定前必须将骨折段进行解剖复位,并恢复良好的咬合关系。

2. 钛板固定前应成形,使其与骨面尽可能完美贴合。

3. 钻孔时注意冷却。

4. 固定时应避开牙根和下颌神经管。

5. 尽可能保护骨折部局部血供。

（田卫东　陈金龙）

第二篇

口腔颌面美容外科诊疗与
操作常规

第一章

颧部整形术

第一节　颧部增高术

【概述】

由于各种原因,包括肿瘤、外伤和先天发育引起的颧骨不对称畸形,影响患者颜面美观,甚至会给患者心理带来疾患。需要修复改善颜面畸形,提高生活质量。

【器械选择】

1. 颌骨手术动力系统(电动或气动),包括微型长柄往复锯、摆动锯、矢状锯及骨钻。

2. 配有光导纤维冷光源,适用于不同部位和手术类型的牵开器。

3. 有效的吸引器。

4. 做颌骨内固定的小型和微型夹板系统。

【适应证】

1. 双侧颧部发育不足所致颧骨后缩及塌陷畸形。

2. 第一、第二鳃弓综合征导致一侧颧骨发育过小。

3. 颧骨肿瘤术后畸形。

4. 外伤后颧骨塌陷畸形。

【禁忌证】

1. 患有全身系统性疾病,如血液疾病、高血压、糖尿病等疾患且控制不佳者。

2. 有心理疾患者。

3. 未成年人。

【操作步骤】

1. 术前设计 术前用螺旋 CT 记录骨组织厚度,且可用手术设计软件测量双侧外板去除的厚度、范围等。整形美容手术术前需要与患者做很好的沟通,将可能达到的效果,出现的并发症等详细告知,让患者了解手术预期目标和风险。

2. 常规消毒铺巾,采用鼻腔插管静吸复合全身麻醉。

3. 自体骨或骨代用品植入

(1) 术前通过数字化模拟设计出最佳植入部位及大小,以及所在的面部皮肤范围。

(2) 切开与剥离:自口内尖牙到第一磨牙前庭沟切开黏膜到骨面,自骨面剥离后勿做过度剥离,以免隧道腔隙过大,导致植入体术后移位。

(3) 自体骨植入后,需要螺钉固定骨块。

4. 假体植入

(1) 假体的优势是不需要开辟第二手术野,假体的设计可以根据术前数字化设计出较为完美的外形。

(2) 植入方式同骨移植方式。

5. 术毕伤口冲洗,可吸收线分层缝合。放置负压或者引流物,面部外侧加压包扎。

6. 术后复查 第一次 7 天后,检查伤口愈合情况;第二次 3 个月后,检查肿胀消退后,面部外形效果。

【注意事项】

1. 假体固定要牢固,防止移位。

2. 术前设计到位,否则术后矫治效果不满意。

3. 口角与周围软组织术中注意牵拉保护,减少损伤。

4. 止血彻底,防止血肿导致伤口感染。

第二节 颧部降低术

【概述】

东方人审美以尖圆形的面型为佳,面部轮廓柔和,线条圆润,过高的颧骨破坏了面部各突起的协调;另外一些迷信观念不喜欢过高的颧部突起或者凹陷,因此东方人群的审美诉求主要是颧骨降低。

【器械选择】

1. 颌骨手术动力系统(电动或气动),包括微型长柄往复锯、摆动锯、矢状锯及骨钻。

2. 配有光导纤维冷光源,适用于不同部位和手术类型的牵开器。

3. 有效的吸引器。

4. 做颌骨内固定的小型和微型夹板系统。

【禁忌证】

1. 患有全身系统性疾病,如血液疾病、高血压、糖尿病等疾患且控制不佳者。

2. 有心理疾患者。

3. 未成年人。

【操作步骤】

1. 术前设计 术前用螺旋 CT 记录骨组织厚度,并且可用手术设计软件测量双侧外板去除的厚度、范围等。整形美容手术术前需要与患者做很好的沟通,将可能达到的效果,出现的并发症等详细告知,让患者了解手术预期目标和风险。

2. 常规消毒铺巾,采用鼻腔插管静吸复合全身麻醉。

3. 颧骨磨削术

(1) 术前根据数字化设计比对颧骨降低的范围、高度,并在皮肤上画出去骨范围。采用导航技术随时测定去骨后的高度和去骨范围,从而完成精准手术。

(2) 采用口内切开,暴露颧骨体,用磨削工具去除过高的骨面。

4. 经口内 - 耳前切口截骨术

(1) 自颧牙槽嵴与颧骨体交汇处斜向后上方,在颧骨颞突根部做骨切开线,上端位于眶外侧缘后方,平行于这条线并在其后方 3~5mm 再做第二条骨切开线,将两条骨切开线之间的骨块取出。

(2) 于耳屏前颧弓根部做 1.5~2cm 长的皮肤切口,分离到达骨面,将颧弓根部锯断。

(3) 将活动的颧弓向内下方推压就位,最低位以不影响张口为度。将台阶骨质修正打磨光滑。

（4）采用坚固内固定将颧骨体处的颧骨体和颧弓前端固定。

5. 术毕伤口冲洗，可吸收线分层缝合。放置负压或者引流物，面部外侧加压包扎。

6. 术后复查　第一次7天后，检查伤口愈合情况；第二次3个月后，检查肿胀消退后，面部外形效果。

【注意事项】

1. 剥离与磨削过程中，注意保护眶下神经血管束，同时尽可能的保存颧骨表面皮肤。

2. 注意保护颧面神经，这样术后患者面部皮肤感觉良好。

3. 注意双侧手术效果的对称性。

4. 颞部切开处，不要伤及面神经。

（冯　戈）

第二章

下颌角整形术

在东亚人群中,咬肌肥大多伴有下颌角向下方和侧方的过度发育,从而使面部长宽比例失调,呈方形面容,称为方颌或宽面畸形。一些患者还伴有颏部发育不足,国外一些学者称为宽面综合征。目前常用三种术式:咬肌修整术、下颌升支骨外板修整术和下颌骨下缘修整术,视患者下颌角外形的需要采用其中一种或几种的联合术式来获得最佳效果。

第一节　咬肌修整术

【概述】
通过体检及辅助检查排除颌骨原因后的下颌部凸出,外形不佳。

【器械选择】
1. 配有光导纤维冷光源,适用于不同部位和手术类型的牵开器。
2. 有效的吸引器。

【适应证】
单纯咬肌肥大引起的宽面。

【禁忌证】
1. 患有全身系统性疾病,如血液疾病、高血压、糖尿病等疾患且控制不佳者。
2. 心理不健全者。
3. 未成年人。

【操作步骤】
1. 术前设计　咬肌肥厚者,术前可用 MRI 和软组织软件扫描记录软组织厚度,这样便于术前估计需要切除咬肌的厚度。整形美容手术术前需要与患者做很好的沟通,将可能达到的效果,出现的并发症等详细告知,让患者了解手术预期目标和风险。

2. 常规消毒铺巾,采用鼻腔插管静吸复合全身麻醉。

3. 切开与暴露   从下颌升支前缘稍靠外侧沿外斜线向前下做黏膜切口,根据截骨范围用骨膜剥离子在骨膜下剥离显露下颌升支下方外侧骨板和升支后缘,同时剥离咬肌附着暴露出完整咬肌。

4. 根据术前设计的切除范围,用大弯血管钳或者大骨膜剥离子在咬肌内外层之间分离,主要切除紧贴下颌支下部外侧面与下颌角处的内层肌肉,用两把大弯止血钳分别夹住需要切除的肌束两端用电刀切除。在分离切除过程中,需要电凝或者缝扎止血,以免术后血肿形成,切除肌肉时注意保留完整的一层浅层肌束,不能切除过多,以免影响外形和可能损伤经咬肌表面走行的面神经分支。

5. 术毕伤口冲洗,可吸收线分层缝合。放置负压或者引流物,面部外侧加压包扎。

6. 术后复查   第一次 7 天后,检查伤口愈合情况;第二次 3 个月后,检查肿胀消退后,面部外形效果。

【注意事项】

1. 咬肌切除过程中注意勿伤及面神经。

2. 如果遇到明显出血,一定彻底止血,采用缝扎或者电凝止血,以免术后肿胀引起窒息。

3. 咬肌切除位置正确且适量,否则会引起面部凹陷畸形。

第二节   下颌升支骨外板修整术

【概述】

有些患者下颌角开张度和侧方形态基本正常,只是下颌骨后份显得过宽或下颌角向侧方外展,这时需要将下颌支下份及角前部下颌体的外侧骨板去除,达到减小面下份宽度的目的。

【器械选择】

1. 颌骨手术动力系统(电动或气动),包括微型长柄往复锯、摆动锯、矢状锯及骨钻。

2. 配有光导纤维冷光源,适用于不同部位和手术类型的牵开器。

3. 有效的吸引器。

4. 做颌骨内固定的小型和微型夹板系统。

【禁忌证】

1. 患有全身系统性疾病,如血液疾病、高血压、糖尿病等疾患且控制不佳者。

2. 有心理疾患者。

3. 未成年人。

【操作步骤】

1. 术前设计 术前用螺旋 CT 记录骨组织厚度,且可用手术设计软件测量双侧外板去除的厚度、范围等。整形美容手术术前需要与患者做很好的沟通,将可能达到的效果,出现的并发症等详细告知,让患者了解手术预期目标和风险。

2. 常规消毒铺巾,采用鼻腔插管静吸复合全身麻醉。

3. 切开与显露 从下颌升支前缘稍靠外侧沿外斜线向前下做黏膜切口,根据截骨范围用骨膜剥离子在骨膜下剥离显露下颌升支下份外侧骨板和升支后缘,同时剥离咬肌附着暴露出下颌角和角前切迹前方的下颌下缘。

4. 下颌角区外侧骨板切开 在下颌支中份稍靠下部自升支前缘到后缘做水平骨切口,以刚好切透颊侧骨皮质为度,然后自切口线沿升支外斜线到下颌第二磨牙远中切开深达髓腔,前面最多可以延长到颏孔稍后区域,自矢状骨切开前端垂直向下到下颌骨下缘做垂直骨切开,同样以切开皮质骨板即可。

5. 劈开与截除下颌骨外板 将薄刃骨刀插入骨切口内,注意将刀刃紧贴皮质骨板内侧面,轻轻敲击,逐层进入至劈开下颌骨外板。

6. 修正塑形 去除骨板后,将骨切开处的台阶用大号球钻磨平,确保术后下颌轮廓外形自然与流畅。

7. 术毕伤口冲洗,可吸收线分层缝合。放置负压或者引流物,面部外侧加压包扎。

8. 术后复查 第一次 7 天后,检查伤口愈合情况;第二次 3 个月后,检查肿胀消退后,面部外形效果。

【注意事项】

1. 行横形切口时,注意位于乙状切迹下方,防止出现髁突的意外骨折。

2. 术中意外勿伤及颌内动脉、面动脉、咬肌动脉等引起出血和术后血肿。

3. 术前设计要到位,否则术后矫治效果不满意。

4. 行口内切口时,注意位置和方向,不要过高过前而导致面神经和腮腺导管损伤。

5. 口角与周围软组织术中应注意牵拉保护,减少损伤。

6. 止血彻底,防止血肿导致伤口感染。

第三节   下颌骨下缘修整术

【概述】

有些患者下颌角向下方及侧方的发育过度。

【器械选择】

1. 颌骨手术动力系统(电动或气动),包括微型长柄往复锯、摆动锯、矢状锯及骨钻。

2. 配有光导纤维冷光源,适用于不同部位和手术类型的牵开器。

3. 有效的吸引器。

4. 做颌骨内固定的小型和微型夹板系统。

【适应证】

下颌角发育过度伴有或者不伴有咬肌肥大,尤其不能接受面部瘢痕的患者。

【禁忌证】

1. 患有全身系统性疾病,如血液疾病、高血压、糖尿病等疾患且控制不佳者。

2. 有心理疾患者。

3. 未成年人。

【操作步骤】

1. 术前设计   术前用螺旋 CT 记录骨组织厚度,且可用手术设计软件测量双侧外板去除的厚度、范围等。整形美容手术术前需要与患者做很好的沟通,将可能达到的效果,出现的并发症等详细告知,让患者了解手术预期目标和风险。

2. 常规消毒铺巾,采用鼻腔插管静吸复合全身麻醉。

3. 切开与暴露 从下颌升支前缘稍靠外侧沿外斜线向前下做黏膜切口,根据截骨范围用骨膜剥离子在骨膜下剥离显露下颌升支下份外侧骨板和升支后缘,同时剥离咬肌附着暴露出下颌角和角前切迹前方的下颌下缘。

4. 下颌角截骨术 用光纤拉钩牵开钩住下颌角,并向侧方牵拉软组织显露下颌角,用摆动锯根据术前设计的截骨线在下颌角外侧骨板做标记线,再沿标记线向深层切割,将下颌角切开后取出。根据患者面部轮廓弧线的连续性,可能在单纯下颌角切除的基础上做下颌骨下缘的修整切除,这样下颌角加下颌骨下缘的截骨线呈 V 形,又称"V-line"下颌骨修整。

5. 术毕伤口冲洗,可吸收线分层缝合。放置负压或者引流物,面部外侧加压包扎。

6. 术后复查 第一次 7 天后,检查伤口愈合情况;第二次 3 个月后,检查肿胀消退后,面部外形效果。

【注意事项】

1. 行横形切口时,注意位于乙状切迹下方,防止出现髁突的意外骨折。

2. 术中意外勿伤及颌内动脉、面动脉、咬肌动脉等引起出血和术后血肿。

3. 术前设计要到位,否则术后矫治效果不满意。

4. 行口内切口时,注意位置和方向,不要过高过前而导致面神经和腮腺导管损伤。

5. 口角与周围软组织术中应注意牵拉保护,减少损伤。

6. 止血彻底,防止血肿导致伤口感染。

(冯 戈)

第三章

颏部整形术

第一节　颏部截骨术

【概述】

　　颏部截骨术包括矫治颏部发育不足、发育过度以及颏部偏斜等涉及颏部前后、上下及左右等三维方向异常的多种手术方式。

【器械选择】

　　1. 颌骨手术动力系统(电动或气动),包括微型长柄往复锯、摆动锯、矢状锯及骨钻。

　　2. 配有光导纤维冷光源,适用于不同部位和手术类型的牵开器。

　　3. 有效的吸引器。

　　4. 做颌骨内固定的小型和微型夹板系统。

【适应证】

　　1. 前进或后退颏部以矫治颏部后缩或前突畸形。

　　2. 增加或缩短颏部高度以矫治颏部垂直向发育不足或过长。

　　3. 增加或缩窄颏部宽度以矫治颏部左右径不足或过宽。

　　4. 旋转移动颏部以矫治颏部偏斜等不对称性畸形。

　　5. 与其他正颌手术配合,矫治复杂牙颌面畸形。

【禁忌证】

　　1. 患有全身系统性疾病,如血液疾病、高血压、糖尿病等疾患且控制不佳者。

　　2. 有心理疾患者。

　　3. 未成年人。

【操作步骤】

1. 术前设计 术前用螺旋 CT 记录骨组织厚度,并且可用手术设计软件测量双侧外板去除的厚度、范围等。整形美容手术术前需要与患者做很好的沟通,将可能达到的效果,出现的并发症等详细告知,让患者了解手术预期目标和风险。

2. 常规消毒铺巾,采用鼻腔插管静吸复合全身麻醉。

3. 软组织切开与暴露 切口前方位于下唇前庭沟外侧至湿唇黏膜上缘之间的黏膜内,并避开舌系带,其后端终止于第二前磨牙相对的黏膜内。切口设计应保证术野和颏神经的充分显露。

4. 骨切开与骨块移动 两侧骨切开线至少位于双侧颏孔下缘下 3~4mm,并可向后延伸到第一磨牙处,基于审美考虑,水平骨切开线中点应位于颏前点稍上方。避免损伤下牙槽神经血管束及保证颏孔的完整性。骨块离断后可以向前、后、侧方三维方向移动到术前设计位置。也可在颏部中间去除少许骨质后行颏部缩窄或者植入骨块进行颏部加宽手术。

5. 固定 目前多采用钛板内固定技术。颏部中央采用颏成形专用梯形钛板,两侧在颏孔前下方辅助两颗长螺钉穿透内外两侧骨皮质进行加强固位,也可以直接采用 3 颗长螺钉坚固内固定。

6. 缝合 第一层将颏肌和黏膜下组织对缝,再将黏膜对缝。缝合中注意确定唇中线,正确对位缝合,以免造成下唇形态异常。

7. 放置负压或者引流物,面部外侧加压包扎。

8. 术后复查 第一次 7 天后,检查伤口愈合情况;第二次 3 个月后,检查肿胀消退后,面部外形效果。

【注意事项】

1. 术中横断下颌骨颏部时注意骨锯不要进入内侧颏肌,否则术后肌肉出血引起呼吸道梗阻。

2. 切开黏膜时,尤其尖牙之后的黏膜切开时应注意深度,防止切断颏神经的下唇分支;以及剥离黏骨膜瓣时,不要切断颏神经,引起唇颊颏部麻木。

3. 加压包扎 促进术中剥离先期的软组织瓣与骨面贴合,减少死腔和血肿形成。

4. 术中注意肌肉、骨面止血,防止血肿导致伤口感染。

5. 黏膜切口设计位置适当,关闭伤口时注意肌层缝合固定,防止伤口颏部软组织下垂及下颌牙暴露。

第二节　假体隆颏术

【适应证】

1. 颏部后缩,患者不愿意接受截骨手术治疗。

2. 没有明显 OSAHS 症状。

【禁忌证】

1. 患有全身系统性疾病,如血液疾病、高血压、糖尿病等疾患且控制不佳者。

2. 有心理疾患者。

3. 未成年人。

【操作步骤】

1. 术前设计　术前用螺旋 CT 记录骨组织厚度,且可用手术设计软件测量,模拟植入假体后的效果以确定植入体的位置和大小。整形美容手术术前需要与患者做很好的沟通,将可能达到的效果,出现的并发症等详细告知,让患者了解手术预期目标和风险。

2. 常规消毒铺巾,采用局部麻醉。

3. 采用口内切口,自下颌前牙 33—43 所在的前庭沟处,切开黏膜,注意让开下唇系带,并确定中线位置。自骨面剥离黏骨膜暴露出植入腔。

4. 假体根据术前设计修整后,植入剥离的骨腔中,注意假体远中翼缘不要折叠。

5. 术毕伤口冲洗,可吸收线分层缝合。视情况是否需要放置负压或者引流物,面部外侧加压包扎。

6. 术后复查　第一次 7 天后,检查伤口愈合情况;第二次 3 个月后,检查肿胀消退后,面部外形效果。

【注意事项】

1. 剥离假体植入腔不要过大,防止假体移位。

2. 术后加压包扎固定牢固。

3. 注意止血。

4. 术中黏膜切口时注意保护好颏神经的下唇支,如果伤及会出现下唇麻木。

第三节　颏部软组织整形术

【概述】

通过体检及辅助检查排除颌骨原因后的下颌部凸出,外形不佳,主要是脂肪堆积或者皮肤松弛等导致的颏部外形不佳。

【器械选择】

1. 吸脂设备、激光溶脂或者射频溶脂设备。

2. PPDO 蛋白线。

3. 肉毒毒素 A。

【禁忌证】

1. 患有全身系统性疾病,如血液疾病、高血压、糖尿病等疾患且控制不佳者。

2. 有心理疾患者。

3. 未成年人。

【操作步骤】

1. 术前设计　咬肌肥厚者,术前可用 MRI 和软组织软件扫描记录软组织厚度,以便于术前估计需要切除咬肌的厚度。整形美容手术术前需要与患者做很好的沟通,将可能达到的效果,出现的并发症等详细告知,让患者了解手术预期目标和风险。

2. 对于脂肪堆积者,因为颏部脂肪层薄,一般采用功率低的抽脂仪器或者激光溶脂,射频溶脂仪器进行去除。

3. 对于皮肤松弛,可以行肉毒毒素 A 行面下部加颈上部的皮下注射,这样减弱颈阔肌的力量后,产生提拉效果。

4. 采用 PPDO 蛋白线埋入皮下,刺激胶原和纤维增生后,产生提拉效果。

【注意事项】

1. 保护好面神经。

2. 注意避让大的血管。

(冯　戈)

第四章

眶周美容外科手术

面部眶周部包括眼、上下睑、眉毛等组织,其位于面中 1/3,其形态完整与否、比例是否对称对面部整体美学至关重要。眶周美容外科手术是颌面部美容外科的重要组成部分,其不仅可以矫正因烧伤、外伤、肿瘤等疾病引起的眶周畸形,而且还可以改善眶周美观。本章主要介绍眉下切口上睑提升术、重睑成形术以及下睑袋矫正术。

第一节　眉下切口上睑提升术

【概述】

随眉部增龄性改变,眉高度发生改变且有所下降,当眉下垂高度超过眶上缘时会影响视野,其既影响功能又影响美观。提眉术是颌面部美容外科手术之一,通过切除眉上或眉下部位的皮肤,上提眉毛或上睑皮肤,重新定位眉位置,从而达到纠正眉轻度不对称,改善上睑皮肤松弛,去除上睑皱纹及部分鱼尾纹的目的。本节主要介绍眉下切口上睑提升术。

【适应证】

1. 上睑皮肤松弛、眉下垂或眉形欠佳,鱼尾纹明显者。

2. 文眉形态不佳者,眉形不理想者。

【禁忌证】

1. 眼部或眶周有急、慢性炎症者。

2. 瘢痕体质者。

3. 上睑皮肤张力过大,睑闭合困难者。

【操作步骤】

1. 术前准备　常规全身及眼部检查,术前受术者应保持平稳心态,避开女性生理期,排除手术禁忌证。术前评估眉形态,以及对称性,上睑皮肤松弛程度。常规消毒铺巾,包括面部、颈部。

2. 麻醉　局部麻醉,眉下术区局部麻醉。麻醉药物为 1% 利多卡因(含1/10 万~1/50 万肾上腺素)。

3. 皮肤切口　在眉下方紧贴眉设计一椭圆形切除范围。通常眉的外侧端下垂最为明显,故设计应考虑在该位置做最大提升。术者用一个手指把眉位置提升至理想位置,标记出切除线的下界,之后术者使眉处于原始位置,而标记笔位置不动,其之间的位置就是需要切除的部分。

4. 切除皮肤和眼轮匝肌　切开皮肤除皮肤及眼轮匝肌后,在眼轮匝肌下分离,这样可以减少出血。切除皮肤及眼轮匝肌。

5. 眉提升和固定　切口下缘的肌肉与其下层骨膜相缝合,有利于更好的提升眉高度,效果更加持久。

6. 切口缝合　为了防止瘢痕产生,伤口行分层缝合。用 5-0 可吸收线缝合皮下组织,用 6-0 不可吸收线连续缝合皮肤。伤口恢复无异常,可 1 周后拆线。

【注意事项】

1. 术前应与患者充分沟通,讲解术中术后可能出现的并发症,以及术后的治疗效果。眉术区瘢痕是该手术的主要缺点,充分术前和患者沟通,术后可以行瘢痕修正。

2. 术中注意切勿切除过多皮肤和眼轮匝肌量,导致术后上睑被牵拉,影响闭眼以及美观。

3. 术后早期可能出现血肿,应直接加压包扎,并对创面彻底止血。

第二节　重睑成形术

【概述】

睑成形术是最常见的颌面眶周美容手术之一,其可以达到功能性和美容性两方面的改善。功能性重睑成形术,可以达到恢复上方视野的目的,其适用于上睑组织松弛下垂超过上睑睫毛者;美容性重睑成形术,可以达到改善眼部外观的目的,其适用于眼睑对称性及轮廓不佳者。

一、埋线重睑成形术

埋线重睑成形术,不需切开皮肤以及多余组织,其术后组织反应小、创伤较小、肿胀较轻,外观较自然,但上睑皱襞浅窄,术后复发率较高。

【适应证】

1. 眼裂细小、重睑皱襞窄浅或内双者。

2. 双睑不对称者。

【禁忌证】

1. 先天性弱视,眼部或眶周有急、慢性炎症者。

2. 上睑下垂,提上睑肌功能不良者。

3. 眼球过突者。

4. 上睑皮肤松弛、上睑皮肤悬垂于睑缘的单睑者。

5. 瘢痕体质。

【操作步骤】

1. 术前准备　常规全身及眼部检查,术前受术者应保持平稳心态,避开女性生理期,排除手术禁忌证。术前评估眼形态,以及对称性,根据受术者面形设计相应的重睑线形态,广尾形、新月形及平行形。沿重睑线标记 5~6 处长标记点,重睑线位于上睑缘约 6~8mm 处,且平行于上睑弧度,与睑缘全长一致。常规消毒铺巾,包括面部、颈部。

2. 麻醉　手术采用局部麻醉。因术中需要受术者配合睁眼,以调整重睑形态,故在上睑皮肤以及结膜下方进行局部麻醉时,麻醉药注射量不能太多。麻醉药物为 1% 利多卡因(含 1/10 万 ~1/50 万肾上腺素)。

3. 埋线置入　沿重睑线标记处 1~2mm 切开皮肤,用 6-0 尼龙线从皮肤标记点处进针,穿过睑板后从邻近标记点出针,注意不要穿透结膜。埋线从外向内,再从内向外,最后在最外侧标记点处出针,打结,将线结埋入皮肤内。注意打结不易过紧,以防重睑线形态不佳。

【注意事项】

1. 术前应与患者充分沟通,讲解术中术后可能出现的并发症,以及术后的治疗效果。

2. 术中埋线应仔细,注意不要穿透结膜,防止患者出现眼睛异物感,若穿过结膜,应重新缝合。

3. 术中埋线应仔细,注意穿过睑板,否则成形不佳。

4. 术后应及时给予冷敷,减少肿胀。

二、切开重睑成形术

切开重睑成形术,需要切开皮肤或者去除多余组织,其操作准确,止血彻底,可切除松弛皮肤及眶脂肪,重睑可以长久保持。但创伤相对较大,术后肿胀较重,恢复时间较长,并且切口处留有线形瘢痕。

【适应证】

1. 睑裂细小、上睑皮肤悬垂于睑缘的单睑者。

2. 重睑皱襞窄浅或内双者。

3. 上睑皮肤松弛者,假性上睑下垂。

4. 双睑不对称者。

5. 上睑轻度内翻倒睫者。

【禁忌证】

1. 先天性弱视,眼部或眶周有急、慢性炎症者。

2. 上睑下垂,提上睑肌功能不良者。

3. 眼球过突者。

4. 瘢痕体质。

【操作步骤】

1. 术前准备 常规全身及眼部检查,术前受术者应保持平稳心态,避开女性生理期,排除手术禁忌证。术前评估眼形态,以及对称性,根据受术者面形,与其交流后设计出相应的重睑线形态,一般女性重睑线位于上睑缘约 6~8mm 处,男性位于上睑缘约 5~7mm 处。一般年轻手术者不需要去除皮肤,如有必要,根据上睑松弛程度,切除相应宽度的皮肤。常规消毒铺巾,包括面部、颈部。

2. 麻醉 局部麻醉,因术中需要受术者配合睁眼,以调整重睑形态,故在上睑皮肤以及结膜下方进行局部麻醉时,麻醉药注射量不能太多。麻醉药物为 1% 利多卡因(含 1/10 万 ~1/50 万肾上腺素)。

3. 皮肤切口 沿术前设计好的重睑线位置,切开皮肤,如需要去除多余皮肤,切口设计为椭圆形,其外侧尾部上翘。重睑线下唇切口应较浅,此位置皮肤及眼轮匝肌较薄,上唇切口及外侧切口位置较深,则可一并切开皮肤及眼轮匝肌。

4. 睑板暴露 将眼轮匝肌和睑板分离,暴露睑板,可以考虑去除睑板前眼轮匝肌，以防止术后肿胀，但切除此处眼轮匝肌后，术后重睑线上下有台阶感，所以切除时应慎重考虑。

5. 脂肪切除　切开眶隔，暴露下方眶隔内脂肪，可见眼睑内侧脂肪垫、中央脂肪垫。分级逐次切除眶脂肪，用止血钳夹住溢出脂肪，用电刀去除，注意是否出血。脂肪去除量需要根据上睑形态而定。

6. 成形重睑及缝合　用 6-0 尼龙线将皮肤、睑板或提上睑肌腱膜及皮肤行间断式缝合 3~4 针，其他部位皮肤用 6-0 可吸收线缝合。伤口恢复无异常，可 1 周后拆线。

【注意事项】

1. 术前应与患者充分沟通，讲解术中术后可能出现的并发症，以及术后的治疗效果。重睑区瘢痕是该手术的主要缺点，术前充分和患者沟通，术后可以行瘢痕修正。

2. 术中应仔细止血，任何眶内出血都应及时处理，防止出现眶内出血等最严重的术后并发症。

3. 过多切除上睑组织将损害上睑功能，出现闭合不全、眼干等症状。因此术前要设计合理，术中切忌过多切除上睑组织。若术后出现闭眼不全，可给予润滑性滴眼液治疗。

4. 无论埋线法还是切开法，缝线时尽量挂住睑板或提上睑肌腱膜，否则会出现重睑成形失败，需要重新手术。

5. 过多去除脂肪，可能导致术后上睑凹陷，应以预防为主，后期可给予脂肪移植。

6. 术后应及时给予冷敷，减少肿胀。

第三节　内眦成形术

【概述】

内眦赘皮是指由上下睑内侧的纵向半月状皮肤皱褶；严重的内眦赘皮使上睑内侧重睑线变浅或使内眦角圆钝而显得不自然。内眦成形术是颌面部美容外科手术之一，其目的是重建皮肤皱褶来加长垂直向的皮肤长度。内眦成形术的手术方式较多，这里主要介绍 Y-V 皮瓣移位法。

【适应证】

先天性和后天性由外伤、烧伤等原因引起的内眦赘皮。

【禁忌证】

1. 先天性弱视,眼部或眶周有急、慢性炎症者。

2. 瘢痕体质。

【操作步骤】

1. 术前准备　常规全身及眼部检查,术前受术者应保持平稳心态,避开女性生理期,排除手术禁忌证。术前评估内眦赘皮类型。常规消毒铺巾,包括面部、颈部。

2. 麻醉　局部麻醉,结膜表面麻醉。自眶下缘处进针结膜下注射麻醉药物。麻醉药物为1%利多卡因(含1/10万~1/50万肾上腺素)。

3. 标记点　标记内眦赘皮皱褶线中点为A点,标记新的内眦点为B点,A、B点连线与内眦赘皮皱褶线相垂直。在标记点A上下沿皮肤纹理线,在上睑延长处为C点,在下睑延长处为D点,AC连线与AD连线成90度角。

4. 切开皮肤　沿标记线AB、AC、AD向切开皮肤。

5. 缝合切口　用5-0不可吸收线将内眦韧带重新定位,以达到缩短内眦韧带的目的。用6-0不可吸收线缝合皮肤,将A点与B点重叠缝合,并去除多余皮肤。伤口恢复无异常,1周后拆线。

【注意事项】

1. 术前应与患者充分沟通,讲解术中术后可能出现的并发症,以及术后的治疗效果。内眦术区瘢痕是该手术的主要缺点,术前充分和患者沟通,术后可以行瘢痕修正。

2. 术前设计要准确,新定位的内眦点不宜过于靠近鼻侧,否则术后会暴露过多泪阜,影响美观。

3. 术中切口尽量沿皮肤纹理走向进行,这样可以减少术后瘢痕形成。

4. 术后应及时给予冷敷,减少肿胀。

第四节　下睑袋矫正术

【概述】

正常情况下,下睑部眶内脂肪容量与下睑皮肤、肌肉等支持性结构维持平衡状态,当下睑皮肤、眼轮匝肌松弛及脂肪突出时,这种平衡被打破,即形成下睑眼袋,从而影响美观,给人老年化改变的感觉。临床根据下睑眼袋形成的病因分为三种类型:下睑皮肤松弛型、眶脂肪疝出型及混合性。下睑袋矫正术是一种常见的颌面部美容手术,通过手术去除多余脂肪,甚至皮肤,达到重新调整下睑的解剖结构以改善外观。

一、经结膜下睑袋矫正术

【适应证】

眼袋脂肪疝出明显,但下睑皮肤不松弛,皱纹不明显的中青年。

【禁忌证】

1. 眼部或眶周有急、慢性炎症者。

2. 由全身系统性或脏器性疾病引起的"假性眼袋"。

3. 眼袋已有明显的皮肤松弛者。

【操作步骤】

1. 术前准备　常规全身及眼部检查,术前受术者应保持平稳心态,避开女性生理期,排除手术禁忌证。术前评估眼袋类型,遵嘱手术者向上注视并最大开口,判定脂肪疝出的大小和部位。常规消毒铺巾,包括面部、颈部。

2. 麻醉　局部麻醉,结膜表面麻醉。自眶下缘处进针结膜下注射麻醉药物。麻醉药物为 1% 利多卡因(含 1/10 万 ~1/50 万肾上腺素)。

3. 暴露下穹隆　眼睑拉钩牵拉下睑,睑板垫保护眼球并使眶内容物回缩,触压眼球有助于下睑结膜下脂肪垫向前膨出便于手术。

4. 结膜切口　切开下睑结膜和下睑缩肌,注意刀尖直接朝向眶下缘,在睑板下方 3mm 处做从泪小点到外眦的切口。

5. 暴露眶脂肪　切开下睑结膜和下睑缩肌后,暴露眶脂肪。睑板垫轻压眼球使脂肪向前突出,以便切除。

6. 切除眶脂肪　脂肪暴露后,先去除中央脂肪垫,然后再去除内侧脂肪垫和外侧脂肪垫。注意去除内侧脂肪垫时受术者会有明显牵拉疼痛感,建议增加麻醉药物。用电刀小心切除脂肪,以防出血。注意保护下斜肌,其位于内侧和中央脂肪垫之间。

7. 观察下睑外形和对称性　将取下的双眼三个脂肪垫各部位按顺序排列,对比大小及对称性。并观察去除脂肪垫后,下睑轮廓和外形,达到对称目的。

8. 缝合切口　如果手术目的仅是切除下睑脂肪,则无需缝合结膜切口。局部涂抹抗生素眼膏,且冷敷。

【注意事项】

1. 术前应与患者充分沟通,讲解术中术后可能出现的并发症,以及术后的治疗效果。

2. 应仔细止血,任何眶内出血都应及时处理,防止出现眶内出血等最严重的术后并发症。

3. 脂肪去除过多,引起脂肪量缺失严重,从而引起眶脂肪部吸收,术后会出现下睑区塌陷。因此,术中轻度眼袋着,不必矫枉过正。如塌陷严重,则需后期玻尿酸活脂肪移植填充。

4. 术后应及时给予冷敷,减少肿胀。

二、经皮肤下睑袋矫正术

【适应证】

各种类型眼袋,尤其是下睑皮肤松弛型和混合型。

【禁忌证】

1. 眼部或眶周有急、慢性炎症者。

2. 由全身系统性或脏器性疾病引起的"假性眼袋"。

3. 瘢痕体质者。

【操作步骤】

1. 术前准备　常规全身及眼部检查,术前受术者应保持平稳心态,避开女性生理期,排除手术禁忌证。术前评估眼袋类型,遵嘱受术者向上注视并最大开口,判定脂肪疝出的大小和部位。提拉下睑松弛皮肤,判定术中需要切除皮肤的大小和范围。常规消毒铺巾,包括面部、颈部。

2. 麻醉　局部麻醉,下睑皮肤浸润麻醉或眶下神经阻滞麻醉。麻醉药物为 1% 利多卡因(含 1/10 万 ~1/50 万肾上腺素)。

3. 皮肤切口　经典下睑袋整形术,距下睑下缘 1.5~2mm 处开始向外做一平行睑缘的皮肤切口线,至外眦时水平向或稍向下(120°)延伸至 6~8mm 以使切口隐藏于皮纹中。切开皮肤,一并分离皮肤和眼轮匝肌形成的肌皮瓣。分离肌皮瓣至下眶缘暴露眶隔。

4. 暴露眶脂肪　用拉钩向下拉开肌皮瓣暴露眶隔,透过眶隔可见位于眶隔后面的脂肪。下睑眶脂肪包括内侧、中央及外侧脂肪三部分。可以通过轻压眼球方式,使眶脂肪向前突出,更易判断脂肪,用剪刀切开眶隔,使脂肪溢出。

5. 切除眶脂肪   打开眶隔后,用血管钳夹住溢出脂肪,用电刀去除脂肪垫。确保检查无血后松开止血钳。

6. 切除皮肤和眼轮匝肌   向上牵拉肌皮瓣并与皮肤切口相重叠。注意皮肤不要过多切除,以防引起下睑外翻,因此遵嘱受术者向上注视并最大开口,判定切除肌皮瓣的大小和范围。注意如无眼轮匝肌肥厚者不必行眼轮匝肌切除,即使需要切除者也应该在保留近睑缘 3mm 处的眼轮匝肌,防止术后下睑缘与眼球贴附不良,形成下睑缘轻度外转。

7. 观察下睑外形和对称性   将取下的双眼 3 个脂肪垫各部位按顺序排列,对比大小及对称性。并观察去除脂肪垫后,下睑轮廓和外形,达到对称目的。同时观察皮肤松弛程度,切忌不要过多切除皮肤。

8. 缝合切口   使用 6-0 尼龙线和 6-0 可吸收线连续缝合皮肤,对位缝合。伤口恢复无异常,可 1 周后拆线。

【注意事项】

1. 术前应与患者充分沟通,讲解术中术后可能出现的并发症,以及术后的治疗效果。经皮肤下睑袋矫正术术区瘢痕是该手术的主要缺点,术前充分和患者沟通,术后可以行瘢痕修正。

2. 术中皮肤、眼轮匝肌切除量过多,皮下瘢痕痉挛、松弛的眼轮匝肌未缝合,术后会出现下睑外翻或下睑退缩。因此,术中切忌不要过多切除皮肤和肌肉,因此遵嘱受术者向上注视并最大开口,判定切除肌皮瓣的大小和范围。轻度外翻者可以局部向上按摩,一般 3 个月左右逐渐恢复。

3. 脂肪去除过多,引起脂肪量缺失严重,从而引起眶脂肪部吸收,术后会出现下睑区塌陷。因此,术中轻度眼袋着,不必矫枉过正。如塌陷严重,则需后期玻尿酸活脂肪移植填充。

4. 术后应及时给予冷敷,减少肿胀。

(宋　健)

第五章

鼻 整 形 术

　　鼻是人体的重要器官,其位于面部中央,高耸突出,除具有呼吸、嗅觉、防护、反射等生理功能外,其形态完整与否及比例是否协调对面部容颜影响至关重要。鼻子的形态不仅决定着人的容貌特征,还在一定程度上反映人的性格。随着经济与社会的发展,越来越多的人对面部形态美的要求不断提高,鼻整形手术是颌面美容外科的重要内容之一,即矫正鼻畸形和恢复鼻正常形态。

第一节　隆　鼻　术

【概述】

　　隆鼻术是鼻部整形中最常见的手术方式,也是亚洲人常选择解决鞍鼻的手术方法。

【适应证】

　　1. 鼻背软组织厚度充足,且鼻结构基本正常或无鼻腔功能障碍者。

　　2. 鼻梁和鼻根部凹陷,鼻背和额部及鼻尖之间呈马鞍状,即鞍鼻者。

　　3. 鼻尖低平、鼻小柱短小的成年人。

【禁忌证】

　　1. 鼻部有感染炎症或鼻部流涕呼吸道感染者,鼻背软组织太薄,植入假体后易显影者。

　　2. 鼻部有其他注射材料充填未取出或吸收者。

　　3. 年龄小于 18 岁未成年者。

　　4. 复杂性鞍鼻。

【材料选择】

隆鼻材料宜选择无毒、无刺激、无致癌、无免疫排斥、术后不易变形或吸收、硬度适中、生物相容性和组织相容性好、必要时容易完整取除的组织或组织代用品。目前,隆鼻术选取材料基本分为以下两类:

1. 自体移植物的应用

自体软骨移植:自体肋软骨移植其为鼻整形软骨移植的良好方法,软骨量丰富,易于塑形,常选择第 7 肋软骨,也可以选择第 8、第 9 肋软骨,但肋软骨移植后可出现弯曲变形,这是术者担心的问题。

2. 人工材料的应用

(1) 医用硅橡胶:一种高分子化合物,其为高温下硫化的固态硅酮,是现今较为理想的充填材料。其性质稳定、生物相容性好、植入人体后无刺激、无毒性、无致癌性,不易导致畸形,植入后不会被组织吸收,柔韧富有弹性,自然度高。

(2) 膨体聚四氟乙烯:理化性质稳定,具有熟水性、耐热性,从而成为隆鼻良好的生物材料。其有序的结构特点,使材料可沿任何方向拉伸和收缩,移植后与正常鼻骨软组织更加贴合。

【操作步骤】

1. 术前准备　术前受术者应保持平稳心态,避开女性生理期,排除手术禁忌证。全麻受术者,术前 8 小时禁食。术前设计假体植入定位,在鼻术区画出鼻部标准正中线,防止假体植入后歪斜。受术者取平卧位,定位假体植入最上端,即两眉间连线中点和两眼内眦连线中点间连线中点处。同时确定鼻尖最高表现点。术前修剪鼻毛且严格术前常规消毒,包括面部、颈部、鼻腔等部位。

2. 麻醉

(1) 局部麻醉:在鼻尖、鼻背、鼻小柱根部、鼻前庭局部浸润麻醉,或眶下神经阻滞麻醉联合鼻部局部麻醉。麻醉药物为 1% 利多卡因(含 1/10 万 ~1/50 万肾上腺素)。

(2) 全身麻醉:静吸复合麻醉或单纯静脉麻醉。

3. 手术切口　鼻整形手术切口很多。隆鼻术多采用鼻内入路:①鼻翼软骨下切口,于鼻翼软骨下缘做横形切口;②鼻翼边缘切口,于鼻翼缘稍内面的边缘切口。

4. 分离　经切口于鼻尖部在皮下、软骨上分离,至鼻背部于鼻背筋膜下或骨膜下分离,分离范围上达鼻根部,下至鼻尖,两侧根据植入体宽度而定,应稍大于植入体宽度。若植入 L 形假体,则需将鼻翼软骨内侧脚后方分离至前鼻棘。

5. 假体植入 雕刻好将要植入的假体,用鼻假体放置钳夹住假体植入分离好的腔隙内。植入后以轻摇鼻根部假体无移动为标准。观察假体位置,有无偏移,高低是否合适,外形是否协调。

6. 缝合切口 间断、全层缝合切口。缝合标准为确保植入假体深深埋藏在组织内,以减少手术并发症。

7. 术后处理 术后 7 天拆线,可根据情况选择是否使用鼻夹板。术后预防性使用抗生素以及防止意外外伤。伤口恢复无异常,可 1 周后拆线。

【注意事项】

1. 术前应与患者充分沟通,讲解术中术后可能出现的并发症。术前认真评估手术效果。

2. 术中注意充分止血,隆鼻术伴有异体或自体物移植,因此术中应该严格消毒、无菌,防止感染,以防术后出现感染或出血。

3. 术中行鼻根部分离时,注意不要过度分离,同时要求对称分离,防止植入物歪斜。

第二节 鼻尖成形术

【概述】

鼻尖成形术,需要调整鼻尖突出度、旋转度、对称性及宽度,是鼻整形手术中最复杂的术式。常见表现为宽鼻尖和鼻尖下垂。宽鼻尖需要缩窄其过宽的穹隆弓,缩小穹隆间的间距以及重塑穹隆的对称性,其最有效的方法是鼻翼三脚架的缝合调整法;鼻尖下垂或鼻尖上翘需要重塑鼻尖突出度和旋转度,其最常用的方法是鼻小柱移植物充填。

【适应证】

1. 鼻尖圆钝,鼻尖肥厚,鼻翼穹隆弓间距过宽、夹角过大者。

2. 鼻尖上翘或鼻尖下垂者。

【禁忌证】

1. 鼻部有感染炎症或鼻部流涕呼吸道感染者,鼻背软组织太薄,植入假体后易显影者。

2. 年龄小于 18 岁未成年者。

【材料选择】

鼻尖成形术的材料多为自体移植物。自体移植物的应用：

1. 自体骨移植　自体髂骨移植，其取材方便、取骨部位外形及功能损害较小，移植后骨变形较小。

2. 自体软骨移植　包括自体肋软骨移植、自体耳廓软骨移植及自体鼻中隔软骨移植等。东方亚洲人种相对于西方人来说，鼻中隔软骨薄、小，可供移植量有限。往往利用鼻中隔软骨重建鼻尖过程中力量大小不足，有时需要伴随使用耳廓软骨移植。自体耳廓软骨移植在美学鼻整形中也是一个良好选择，但其同样可供移植的软骨量有限。

【操作步骤】

1. 术前准备　术前受术者应保持平稳心态，避开女性生理期，排除手术禁忌证。全麻受术者，术前八小时禁食。术前设计新的鼻尖最高表现点，在鼻术区画出鼻部标准正中线。受术者取平卧位。术前修剪鼻毛且严格术前常规消毒，包括面部、颈部、鼻腔等部位。

2. 麻醉

（1）局部麻醉：在鼻尖、鼻背、鼻小柱根部、鼻前庭局部浸润麻醉，或眶下神经阻滞麻醉联合鼻部局部麻醉。麻醉药物为 1% 利多卡因（含 1/10 万 ~1/50 万肾上腺素）。

（2）全身麻醉：静吸复合麻醉或单纯静脉麻醉。

3. 手术切口　鼻尖成形术多采用开放式（外入路）切口，两侧鼻前庭切口延至鼻小柱，鼻小柱中部 V 形切口。

4. 分离　经切口在鼻翼软骨表面、鼻尖脂肪垫深层向上分离，充分暴露双侧鼻翼软骨（鼻翼软骨穹隆部及外侧脚）、外侧软骨和鼻中隔软骨。在鼻翼软骨内侧脚之间向鼻中隔软骨尾端进行分离，并暴露鼻中隔软骨尾端。鼻尖脂肪垫需要根据受术者的条件进行处理，可以作为"帽子"垫到术后鼻尖部，防止移植物穿透鼻尖皮肤。

5. 鼻尖过宽处理　鼻尖过宽最有效的处理方法是鼻翼三脚架的缝合处理。其分两步法：第一步，在两侧鼻翼软骨穹隆上各行水平褥式缝合，将鼻翼软骨穹隆间距缩小；第二步，在缩窄的鼻翼软骨穹隆弓处行穹隆间褥式缝合，进一步缩小穹隆间距并缩窄鼻尖宽度。若鼻翼软骨外侧脚过于宽大，则需要在鼻翼软骨外侧脚内、中 1/3 处将其切断,延长鼻翼软骨内侧脚长度,并将两侧鼻翼软骨内侧脚顶端靠拢拉拢缝合,从而达到缩窄鼻尖的目的。

6. 鼻尖下垂或鼻尖上翘处理　鼻尖下垂或鼻尖上翘需要重塑鼻尖突出度和旋转度,其最常用的方法是鼻尖移植物。本节主要介绍鼻中隔软骨移植技术,其目的在于稳定鼻基底、改善鼻尖高度与方向以及调整鼻唇角和鼻小柱 - 鼻翼关系。在切取鼻中隔时,一般从鼻中隔后下方切取,注意在其尾端应保留至少 15mm 以上的软骨边缘,用于鼻中隔框架作用。如需要较多的鼻尖支撑,可取肋软骨作为移植物。将取下来的鼻中隔软骨片,交叠于鼻中隔尾端重新缝合固定,以延长鼻中隔尾部的高度和长度,需要处理角度问题,可以调节软骨片的方向进行调整。对于纠正鼻小柱退缩,鼻中隔移植物应该足够长,才能达到下拉鼻小柱,形成合适的鼻小柱 - 鼻翼关系。同时,对于鼻尖形态的改变,往往需要同时进行鼻小柱软骨移植以及鼻尖盾牌式移植等技术。其同时也可以增加鼻尖高度和改善鼻尖的定界。

7. 缝合切口　间断、分层缝合切口。可放入负压引流 3 天,并用鼻尖部胶布进行固定 7 天。

8. 术后处理　术后预防性使用抗生素以及防止意外外伤。伤口恢复无异常,可 1 周后拆线。

第三节　鼻孔成形术

【概述】
　鼻孔成形是矫正先天性或后天性因素造成的前鼻孔狭窄或闭锁的一种手术,手术方法主要包括鼻唇沟皮瓣转移法、局部交叉皮瓣法及皮片移植法。

【适应证】
　1. 先天性前鼻孔狭窄或闭锁。
　2. 局部感染、烧伤或外伤等造成瘢痕挛缩所致的后天性前鼻孔狭窄或闭锁。

【禁忌证】
　1. 患免疫系统疾病、造血系统疾病、糖尿病或重要脏器有病变而不能耐受手术者。

2. 瘢痕体质、异常体质或过敏体质者。

3. 颌面部有活动性感染病灶者。

4. 女性月经期、妊娠期或哺乳期。

【器械选择】

手术刀柄和刀片、电刀、有齿镊、无齿镊、弯止血钳、蚊式止血钳、持针器、组织剪、线剪、小拉钩。

【操作步骤】

（一）鼻唇沟皮瓣转移法

适用于轻度前鼻孔狭窄者。

1. 术前准备　术前常规检查无异常，与就医者及家属术前谈话签署知情同意书，拍照存档。

2. 皮瓣设计　测量正常侧鼻底宽度，在狭窄侧按 Z 字瓣原理设计鼻唇沟皮瓣，尽量使双侧鼻孔底部等宽。

3. 麻醉　常规消毒，以局部麻醉为主。

4. 手术　按设计切开鼻唇沟皮瓣及鼻翼，两瓣交叉，止血，分层对位缝合。

5. 术后 7 天拆线，硅胶管支撑 1 年。

（二）局部交叉皮瓣法

适用于前鼻孔狭窄较严重如小孔状或者先天性前鼻孔膜性闭锁者。

1. 术前准备　术前常规检查无异常，与就医者及家属术前谈话签署知情同意书，拍照存档。

2. 麻醉　常规消毒，以局部麻醉为主。

3. 在闭锁膜的外层行"十"字切开，向周边分离形成 4 个小三角瓣，切除下方瘢痕组织。在闭锁膜的内层行旋转 45° 的"十"字切开，形成另一组 4 个小三角瓣。将内外两层的三角瓣交叉缝合。

4. 术后 7 天拆线，硅胶管支撑 1 年。

（三）皮片移植法

适用于前鼻孔明显瘢痕挛缩致狭窄或闭锁者。

1. 术前准备　术前常规检查无异常，与就医者及家属术前谈话签署知情同意书，拍照存档。

2. 麻醉　常规消毒，成人以局部麻醉为主，儿童以全麻为主。

3. 沿原鼻孔缘做圆形切口，切除瘢痕组织，修整鼻孔内侧缘。

4. 根据鼻孔皮肤及黏膜缺损大小取耳后薄层皮片,并于鼻孔外侧缘及内侧缘缝合。置入具有一定弹性扩张的硅胶管,10天后取出,观察移植皮片的存活情况并拆线。

5. 硅胶管支撑1年。

【注意事项】

术后硅胶管支撑时间应较长,防止术后瘢痕挛缩致鼻孔狭窄。

第四节 驼峰鼻矫正术

【概述】

驼峰鼻鼻梁部呈棘状突起,多由先天性鼻梁部鼻骨和软骨发育高大畸形所致。重度驼峰鼻鼻梁部宽大,成角突起,并伴有过尖鼻尖或向下弯曲,即为鹰钩鼻。其手术目的包括鼻梁部截骨、鼻背缩窄等。

【适应证】

1. 先天性鼻骨、鼻中隔软骨和外侧软骨发育过度者。

2. 外伤骨折后错位愈合或骨痂增生而形成的鼻骨突起者。

【禁忌证】

1. 鼻部有感染炎症或鼻部流涕呼吸道感染者,鼻背软组织太薄,植入假体后易显影者。

2. 年龄小于18岁未成年者。

【操作步骤】

1. 术前准备 术前受术者应保持平稳心态,避开女性生理期,排除手术禁忌证。全麻受术者,术前八小时禁食。术前设计需要去除鼻骨的范围。在侧方,从鼻根至鼻尖画一条直线,连线以上部分为截除部分。术前修剪鼻毛且严格术前常规消毒,包括面部、颈部、鼻腔等部位。

2. 麻醉

(1) 局部麻醉:在鼻尖、鼻背、鼻小柱根部、鼻前庭局部浸润麻醉,或眶下神经阻滞麻醉联合鼻部局部麻醉。麻醉药物为1%利多卡因(含1/10万~1/50万肾上腺素)。

(2) 全身麻醉:静吸复合麻醉或单纯静脉麻醉。

3. 手术切口　驼峰鼻者可行单侧或双侧鼻闭合式(鼻内入路)切口;而鹰钩鼻者需行开放式(外入路)切口,方便行鼻尖下垂矫正。

4. 分离　经切口分离至骨面,插入骨膜剥离器,将上颌骨额突与其表面的骨膜等一起分离,用骨凿在水平于眶缘水平的上颌骨面处,于鼻面连接处凿断上颌骨,操作时注意保护鼻腔侧的骨膜和黏膜,以维持骨片的稳定性。双手持纱布将两侧鼻骨向中间推压至造成骨折,缩窄鼻背。当受术者鼻背有隆起的驼峰,可以用骨凿和骨锉截除外侧软骨和鼻骨的突起部位。

5. 鼻尖调整　鹰钩鼻者,伴有过尖鼻尖或向下弯曲。鼻尖过长者,可以适当切除外侧软骨或鼻中隔软骨下端;而鼻尖向下弯曲者,可用鼻中隔软骨移植物,旋转、重新定位鼻尖。具体参见本章第二节鼻尖成形术。

6. 缝合切口　间断、分层缝合切口。放入膨胀海绵于鼻腔内,起到固定作用3~7天,并用鼻夹板进行固定7~14天。

7. 术后处理　术后预防性使用抗生素以及防止意外外伤。伤口恢复无异常,可1周后拆线。

【注意事项】

1. 术前应与患者充分沟通,讲解术中术后可能出现的并发症。骨与软骨去除不足或添加过多,均会导致术后效果不佳,因此术前应认真评估手术效果。

2. 术中注意充分止血,无论隆鼻术还是鼻尖成形术,往往伴有异体或自体物移植,因此术中应该严格消毒、无菌,防止感染,以防术后出现感染或出血。

3. 术中行驼峰鼻矫正术时,缩窄鼻背,外侧截骨位置过高会造成阶梯畸形,因此术中两侧截骨应尽量在鼻骨基底部进行;而鼻骨与软骨去除过多,会导致鞍鼻畸形。

4. 术中过度增加鼻头侧旋转,过度切除中隔尾部,或错误的进行软骨移植物鼻尖盾牌式移植会导致鼻尖过度旋转,从而引起朝天鼻,需要进行二次手术进行矫正。

第五节　鼻翼缺损修复术

【概述】

先天性面裂、半面萎缩症、鼻翼外伤及肿瘤切除术等都易引起鼻翼缺损。

由于鼻翼组织结构的特殊性,任何体积大小的鼻翼组织缺损都不可能直接缝合。鼻翼缺损修复术是指通过组织移植进行鼻翼缺损修复的手术,主要包括鼻唇沟皮瓣转移法、扩张后的额部颞浅血管蒂皮瓣转移法和耳廓游离移植法。

【适应证】

不同程度的鼻翼缺损。

【禁忌证】

1. 患免疫系统疾病、造血系统疾病、糖尿病或重要脏器有病变而不能耐受手术者。

2. 瘢痕体质、异常体质或过敏体质者。

3. 颌面部有活动性感染病灶者。

4. 女性月经期、妊娠期或哺乳期。

【器械选择】

手术刀柄和刀片、电刀、有齿镊、无齿镊、弯止血钳、蚊式止血钳、持针器、组织剪、线剪、小拉钩。

【操作步骤】

(一)鼻唇沟皮瓣转移法

适用于修复鼻翼皮肤缺损但衬里完整的病例,以及邻近鼻唇沟的部分鼻翼全层缺损面积较大且不可能使用游离耳廓复合组织修复的病例。

1. 术前准备 术前常规检查无异常,与就医者及家属术前谈话签署知情同意书,拍照存档。

2. 皮瓣设计 根据鼻翼缺损面积的大小设计鼻唇沟皮瓣。

3. 麻醉 常规消毒,成人以局部麻醉为主,儿童则采用全麻。

4. 按设计切开鼻唇沟皮瓣,在 SMAS 筋膜浅层游离完成皮瓣。对于鼻翼皮肤缺损但衬里完整的创面,可将皮瓣直接转移到鼻翼缺损区覆盖创面进行缝合。若为鼻翼全层缺损的新鲜创面,需将皮瓣折叠成有衬里和覆盖的鼻翼形状再行缝合。若为鼻翼全层缺损的陈旧病例,可将缺损边缘皮肤分离形成一翻转皮瓣作为衬里,然后将鼻唇沟皮瓣转移至翻转皮瓣的创面,直接缝合供区创面。

5. 术后 7 天拆线。

(二)扩张后的额部颞浅血管蒂皮瓣转移法

适用于修复复合有鼻翼缺损的鼻部亚单位缺损。

1. I 期手术 埋置额部扩张器。

（1）术前准备：术前常规检查无异常，与就医者及家属术前谈话签署知情同意书，拍照存档。

（2）麻醉：以全麻为主。

（3）设计：常规消毒铺巾，根据鼻部缺损面积及额部宽度选择 80~150ml 的柱形或肾形扩张器，在额部发际线内 2~3cm 处设计约 3cm 的手术切口。

（4）术区局部注入 1/10 万 ~1/20 万肾上腺素盐水，按设计线切开皮肤、皮下组织，深达骨膜，在此腔隙潜行分离。分离范围应较扩张器略大。分离完成后彻底止血并放置引流管。

（5）将扩张器放入腔隙内，使导水管面向下，分层缝合创口。注入适量水将扩展器展平（约扩张容量的 10%）。

（6）术后 14 天拆线。拆线 1 周后每周注水 1~2 次，每次注水量约为扩张器容量的 10%。建议持续扩张 2~3 个月。

（7）超量扩张 20%~50% 后停止扩张，静养 1~2 周后行Ⅱ期手术。

2. Ⅱ期手术　额部扩张器取出术、轴型皮瓣形成术及鼻缺损修复术。

（1）术前设计：全麻下消毒铺巾，标记额部滑车上动脉走行。根据鼻缺损情况测量所需皮瓣的长度和形状。

（2）翻转缺损周围局部皮瓣或瘢痕组织瓣作为鼻部的衬里，沿设计线切开皮肤及皮下组织，取出扩张器，形成以滑车上血管为蒂的皮瓣，穿过皮下隧道转移至鼻翼缺损处，或者向下旋转直接覆盖创面，分层对位缝合。

（3）术后每日换药，7 天后拆线。Ⅱ期术后 2 个月左右可行Ⅲ期断蒂术。

3. Ⅲ期手术　断蒂修整术。

（1）麻醉：可在局麻或全麻下进行。

（2）切断皮瓣蒂部，去除多余皮肤，直接缝合。

（3）术后 7 天拆线。6 个月后若形态不满意，可再次行局部修正手术。

（三）耳廓游离移植法

适用于鼻翼全层缺损的修复。

1. 术前准备　术前常规检查无异常，与就医者及家属术前谈话签署知情同意书，拍照存档。

2. 麻醉　常规消毒，成人以局部麻醉为主，儿童以全麻为主。

3. 切除鼻翼缺损边缘瘢痕组织，将缺损边缘皮肤面切开分离形成翻转皮瓣作为部分衬里。

4. 根据正常侧鼻翼的形态设计支撑缺损模型并计算面积，然后在外耳轮上段切取相应耳廓复合组织并移植到缺损处,分层对位缝合。供区耳廓创面行分层对位缝合。用鼻塞和细纱布充填鼻腔,外敷料固定。

5. 术后应用抗生素。2周后拆除敷料,检查移植组织的成活情况,拆线。

【注意事项】

1. 鼻唇沟皮肤血供丰富,因此鼻唇沟皮瓣的长宽比例可达3∶1,蒂部在上或在下需根据实际情况进行设计。

2. 额部扩张器植入前分离腔隙的过程中,在眶缘上1cm处需注意保护滑车上血管神经束。

3. 鼻翼全层缺损修复中支持组织的修复可采用耳甲腔软骨移植。

(宋 健 李 果)

第六章

口周美容外科手术

第一节　颊脂垫去除术

【概述】

　　颊脂垫是位于颊部的脂肪组织,其作为一种充填物存在于咬肌、笑肌、颧大肌之间,在极度消瘦者身上依然存在,是引起颊部臃肿的主要原因,去掉它有利于理想面型的塑造。手术采用口内小切口。手术入路直接,操作简单,损伤小,效果明显,是一种改变面型较安全、理想的实用手术术式。

【器械选择】

　　持针器、血管钳、刀柄、刀片、组织剪、线剪。

【适应证】

　　1. 自觉颊部丰满肥厚,圆脸,下面部过宽的人。去颊脂垫手术对面部轮廓有一定的调整作用,适合对面部要求比较高的求美者。

　　2. 脸形不对称者可以通过去颊脂垫手术来进行调整。

【禁忌证】

　　1. 精神不正常或有心理障碍,对自身条件缺乏认定,一味追求不切合实际的面部轮廓形态者。

　　2. 有出血倾向的疾病和高血压患者,以及心、肺、肝、肾等重要器官的活动性和进行性疾病的患者,尚未控制的糖尿病和患传染性疾病者。

　　3. 女性处于怀孕或月经期间,因用药和凝血障碍,以免影响胎儿或手术出血。

【操作步骤】

　　1. 术前清洁口腔,常规碘伏消毒,铺巾。

2. 利多卡因和肾上腺素混合液局部浸润麻醉,在上颌第二磨牙相对的口腔黏膜表面,腮腺导管开口下方 1.0cm 处,平行于腮腺导管做长约 1.0cm 切口,切开黏膜、黏膜下层到颊肌表面。

3. 用血管钳钝性分离颊肌和筋膜,暴露颊脂垫包膜,切开颊脂垫包膜,轻压口外颧弓下颊部,颊脂垫脂肪自然疝出,提起疝出的脂肪,用血管钳在颊脂垫包膜内仔细地向后上及前部钝性分离,尽可能使脂肪溢出,夹住脂肪根部,剪除脂肪,电凝止血或缝线结扎。

4. 间断缝合切口。

【注意事项】

1. 颊脂肪垫切除手术要求切除精确、双侧对称、不过度凹陷、不损伤其他结构和组织。该手术的关键是去除的脂肪量要适度,颊脂肪垫如果不是特别发达的话,一般不要取出太多,如果取出太多就容易嗛腮,年纪稍大后就容易显老态。

2. 需注意不能损伤面神经和腮腺导管。

第二节 酒窝成形术

【概述】

酒窝也称笑窝,是位于口角外侧面颊皮肤上的凹窝。人笑时此凹窝或更明显。酒窝的形成原理是由于表情肌纤维直接附着在真皮下,当表情肌运动时,牵拉这部分皮肤并使其表面形成一个凹陷。酒窝的位置多在口轮匝肌外侧与腮腺咬肌筋膜前缘之间。美观的酒窝呈椭圆形或半月形。

【器械选择】

持针器、血管钳、刀柄、刀片、组织剪、线剪。

【适应证】

无酒窝者。

【禁忌证】

1. 局部急性炎症。

2. 精神不正常或有心理障碍,对自身条件缺乏认定,一味追求不切合实际的唇形态者。

3. 有出血倾向的疾病和高血压患者,以及心、肺、肝、肾等重要器官的活动性和进行性疾病的患者,尚未控制的糖尿病和患传染性疾病者。

4. 女性处于怀孕或月经期间,因用药和凝血障碍,以免影响胎儿或手术出血。

【操作步骤】

1. 常规碘伏消毒,铺巾。

2. 定位　标准位置在由口角向外侧的水平线和由外眦向下画的垂直线的交叉点上。

3. 利多卡因加肾上腺素行局部浸润麻醉。

4. 在面部定点画 3~5mm 长的短线,用刀尖在短线的上下端各刺一小孔,在口内颊黏膜与面部相对定点处,做 3mm 长的垂直小切口。

5. 将带丝线的直针由口内颊黏膜上的小切口上端刺入,从面颊皮肤对应定点处穿出。

6. 将针线由同一穿出点再刺入皮肤并在真皮层走 3mm,从皮肤定点线下端穿出。从第 2 个穿出点刺入皮肤,最后从口内颊黏膜上的小切口下端穿出。

7. 牵扯针线如果定点处出现凹窝,可将丝线在黏膜切口内结扎,使皮肤真皮层与颊黏膜缝合。

8. 在口内颊黏膜的小切口处缝合。

【注意事项】

1. 注意对称性。

2. 注意不要形成静态酒窝。

第三节　厚唇矫正术

【概述】

厚唇是指唇红厚度较正常厚,侧面观下唇突于上唇前方,或上下唇均较正常偏厚,不美观。多见于下唇。上唇红唇厚度平均值男性为 7.76mm,女性为 7.68mm,超过 10mm 属厚唇;下唇红唇厚度平均值男性为 10.51mm,女性为 9.69mm;下唇比上唇厚 2~3mm;男性比女性厚 1mm。

如果求美者有唇厚的问题,则适合行厚唇变薄术。厚唇整复的患者除因为美观原因而就诊外,也可见于一些因病理原因引起的口唇肥大,如慢性唇炎引起的唇部组织增生,黏液腺高度增生引起的唇部增厚,某些细菌感染以及克罗恩病等原因引起的口唇肥大,如果怀疑有唇部病变的求美者可先至黏膜科就诊。

【器械选择】

持针器、血管钳、刀柄、刀片、组织剪、线剪。

【适应证】

红唇过厚、红唇内侧口腔黏膜发育过度、红唇慢性炎性增生。

【禁忌证】

1. 局部急性炎症。

2. 精神不正常或有心理障碍,对自身条件缺乏认定,一味追求不切合实际的唇形态者。

3. 有出血倾向的疾病和高血压患者,以及心、肺、肝、肾等重要器官的活动性和进行性疾病的患者,尚未控制的糖尿病和患传染性疾病者。

4. 女性处于怀孕或月经期间,因用药和凝血障碍,以免影响胎儿或手术出血。

【操作步骤】

1. 利多卡因加肾上腺素行双侧眶下神经阻滞麻醉。

2. 沿 M 形设计线切破黏膜及唇黏膜组织,包括腺体组织和部分口轮匝肌,切除量保持对称,注意清除切口缘和创面内残留的黏液腺。

3. 充分止血,间断缝合,注意两侧对称及避免口角猫耳畸形。

【注意事项】

1. 注意唇珠的形态保留。

2. 注意对称性。

第四节　重唇修复术

【概述】

重唇为先天畸形,多见于上唇,患者口轮匝肌深层的外周部直接与红唇相连,结合过紧。红唇内侧的湿唇发育过度,松垂突出,从而与红唇之间形成沟,在进食、说话、笑时唇红下方出现明显的黏膜皱褶。重唇多发生在唇部两侧,唇正中部一般无畸形。

【器械选择】

持针器、血管钳、刀柄、刀片、组织剪、线剪。

【适应证】

重唇。

【禁忌证】

1. 局部急性炎症。

2. 精神不正常或有心理障碍,对自身条件缺乏认定,一味追求不切合实际的唇形态者。

3. 有出血倾向的疾病和高血压患者,以及心、肺、肝、肾等重要器官的活动性和进行性疾病的患者,尚未控制的糖尿病和患传染性疾病者。

4. 女性处于怀孕或月经期间,因用药和凝血障碍,以免影响胎儿或手术出血。

【操作步骤】

1. 常规碘伏消毒,铺巾。

2. 利多卡因加肾上腺素行双侧眶下神经阻滞麻醉。

3. 沿棱形设计线切破黏膜及唇黏膜组织,包括腺体组织和部分口轮匝肌,切除量保持对称,注意清除切口缘和创面内残留的黏液腺。

4. 充分止血,间断缝合,注意两侧对称及口角猫耳。

【注意事项】

注意对称性。

第五节 薄唇增厚术

【概述】

薄唇为厚度在 4mm 以下的嘴唇,由红唇组织发育不足、薄弱或因增龄性的萎缩导致的红唇组织明显减少。中老年人因皮肤肌肉松弛,上唇高度增长,红唇部分内卷,暴露减少,显面相苍老,这就需要行薄唇增厚术。

【器械选择】

持针器、血管钳、刀柄、刀片、组织剪、线剪。

【适应证】

先天性薄唇,唇部增龄性变薄。

【禁忌证】

1. 局部急性炎症。

2. 精神不正常或有心理障碍,对自身条件缺乏认定,一味追求不切合实际的唇形态者。

3. 有出血倾向的疾病和高血压患者,以及心、肺、肝、肾等重要器官的活动性和进行性疾病的患者,尚未控制的糖尿病和患传染性疾病者。

4. 女性处于怀孕或月经期间,因用药和凝血障碍,以免影响胎儿或手术出血。

【操作步骤】

1. 常规碘伏消毒,铺巾。

2. 以甲紫在上唇黏膜设计横向双 Y-V 切口,中轴合一。

3. 利多卡因加肾上腺素行双侧眶下神经阻滞麻醉。

4. 沿设计线切破黏膜及口轮匝肌层,切除量保持对称,将两个 V 形三角瓣的尖端向内推进,两 V 形瓣连接交错。

5. 充分止血,间断缝合,注意两侧对称及口角猫耳。

【注意事项】

注意对称性。

第六节　唇畸形矫正术

【概述】

唇畸形及缺损多因炎症、外伤或肿瘤切除术后引起。唇畸形或缺损除可导致外貌缺陷外,常引起功能障碍,如进食不便、语言障碍、咀嚼困难以及唾液外溢等。唇畸形有很多种,包括唇外翻或内卷、唇红缺损、唇缺损、口角歪斜、小口畸形等。可以通过很多皮瓣转移方式治疗唇畸形,常见的有 Z 字成形术、V-Y 成形术、Abbe 瓣转移术等。

【器械选择】

持针器、血管钳、刀柄、刀片、组织剪、线剪。

【适应证】

先天、后天唇畸形。

【禁忌证】

1. 局部急性炎症。

2. 精神不正常或有心理障碍,对自身条件缺乏认定,一味追求不切合实际的唇形态者。

3. 有出血倾向的疾病和高血压患者,以及心、肺、肝、肾等重要器官的活动性和进行性疾病的患者,尚未控制的糖尿病和患传染性疾病者。

4. 女性处于怀孕或月经期间,因用药引起凝血障碍,以免影响胎儿或造成手术出血。

【操作步骤】

(一) Z 字成形术

1. 常规碘伏消毒,铺巾。

2. 局麻下做一 Z 形切口,切开皮肤或黏膜。

3. 掀起两侧三角皮瓣。

4. 将 2 个三角皮瓣互换转移缝合皮肤或黏膜。

(二) V-Y 成形术

1. 常规碘伏消毒,铺巾。

2. 局麻下根据病变部位所需延长的长度,在皮肤上设计并用甲紫或亚甲蓝标出 V 字形切口。

3. 按画线切开并分离三角形皮瓣及两侧皮下组织。

4. 利用组织的收缩性,使三角形皮瓣后退,再将切口缝合为 Y 形,而使皮肤的长度增加,宽度缩小,达到组织复位。

(三) Y-V 成形术

1. 常规碘伏消毒,铺巾。

2. 局麻下根据病变部位所需缩短的距离,在皮肤上设计并标出 Y 字形切口。

3. 按画线切开,分离皮瓣及两侧皮下组织。

4. 利用皮肤组织的延展性,将分离后的三角瓣尖端向 Y 字的根部推进,并缝合成 V 字,使局部皮肤缩短,宽度增加。

(四) Abbe 瓣

为矫正上唇过紧以及上唇中份唇红不足,设计了 Abbe 瓣技术,即在下唇

设计的皮肤 - 肌肉 - 唇红瓣作为带蒂瓣转移至上唇切开后的空隙内。

1. 常规碘伏消毒,铺巾。

2. 局麻下上唇切开,形成缺隙,在下唇设计的皮肤 - 肌肉 - 唇红瓣准备转移至上唇切开后的空隙内。上下唇的切口线都已切开准备转移 Abbe 瓣。

3. 下唇的带蒂瓣翻转 180° 缝合至上唇的缺隙内。皮肤、肌肉以及黏膜分层缝合。Abbe 瓣的存活与否关键在于该瓣一定要包含有下唇动脉,在将下唇的 Abbe 瓣转移到上唇后,口裂就分割成两个开口。

4. 10~14 天后断蒂,同时对上下唇的唇红进行最终修整。

【注意事项】

Z 形改形按正规切口要求设计,使边长对称,保证每个三角皮瓣有充分的血液供应。

第七节　唇系带矫正术

【概述】

唇系带附着于中切牙之间的唇侧牙龈与牙槽黏膜交界。唇系带在胚胎时期相当粗大,绝大部分婴儿在出生后会渐趋退缩,如不退缩且在中切牙之间附着过低,就会引起上颌中切牙之间缝隙过宽,就需要行唇系带矫正术。

【器械选择】

持针器、血管钳、刀柄、刀片、组织剪、线剪。

【适应证】

唇系带附着过低者等。

【禁忌证】

1. 局部急性炎症。

2. 有出血倾向的疾病和高血压患者,以及心、肺、肝、肾等重要器官的活动性和进行性疾病的患者,尚未控制的糖尿病和患传染性疾病者。

3. 女性处于怀孕或月经期间,因用药和凝血障碍,以免影响胎儿或手术出血。

【操作步骤】

1. 常规碘伏消毒,铺巾。

2. 局部浸润麻醉,在系带的上下端各注射麻药少许。

3. 牵开上唇,用血管钳平行于牙槽骨唇面,与唇面牙槽黏膜接触,一直推进至唇前庭沟处夹住系带,将上唇向上外拉开至与牙槽骨成直角,用另一直血管钳紧贴上唇内侧黏膜推至唇沟夹住系带。

4. 被夹住的系带在两止血钳之间呈 V 形,用刀紧贴两止血钳外侧面,即唇龈黏膜面,将唇系带切除,止血钳随被切除的组织一同脱落。

5. 用剪或止血钳潜行游离创口,直至能将创口纵行拉拢缝合而无张力为止。

【注意事项】

注意不要留下被夹过的组织,否则此组织将发生坏死。

(郑　玮)

第七章

耳整形术

第一节　招风耳矫正术

【概述】

招风耳又称隆突耳,多见于双侧,特点是耳廓略大、上部扁平,多由于胚胎期耳廓形成不全或耳甲软骨过度发育所致。医学美容上针对这种缺陷的修复手术即招风耳矫正术。

【适应证】

5~6岁健康儿童,耳廓大小仅比成人后耳廓小数毫米,手术对耳廓发育几乎无影响。

【禁忌证】

1. 患免疫系统疾病、造血系统疾病或重要脏器有病变而不能耐受手术者。

2. 瘢痕体质、异常体质或过敏体质者。

3. 颌面部有活动性感染病灶者。

4. 年龄过小者。

【器械选择】

刀柄、刀片、血管钳、无齿镊、有齿镊、黏骨膜剥离器、持针钳、组织剪等。

【操作步骤】

1. 术前准备　术前常规检查无异常,与就医者及家属术前谈话签署知情同意书,拍照存档。

2. 麻醉　儿童采用全麻,成人可以局麻为主。

3. 手术方法　招风耳矫正术的原则是重新形成对耳轮及其上脚,减少耳

夹壁的宽度,使耳轮至乳突的距离小于 2cm。主要手术方法如下:

(1) Mustarde 法:于耳廓后内面做垂直向切口,皮下分离,暴露软骨;在耳廓软骨背面缝合形成对耳轮;切除多余皮肤,缝合创口。此法适用于耳廓软骨较薄的儿童。

(2) Converse 法:标出耳轮及上脚的轮廓,利用针头穿透耳廓全层在软骨上形成标记。在耳廓后内面两侧标记点中间做切口,向两侧分离暴露软骨上的标记点。沿软骨两条标记点切开,保留前方软骨膜完整。将两侧切口间的软骨向内缝合成管状,形成对耳轮及上脚。缝合两侧软骨切口。修正皮肤,缝合。

(3) Stentrom 法:于耳廓后内侧面耳轮尾部的皮肤做小切口,在对耳轮相应的软骨表面进行划痕,使软骨自然向背侧弯曲形成对耳轮。

4. 术后 7~10 天拆线。

【注意事项】

术中注意双侧耳廓的对称性。

第二节　杯状耳矫正术

【概述】

杯状耳是介于招风耳和小耳畸形综合征之间的先天性发育畸形,多发生在双侧。专门纠正这种缺陷的手术方法称为杯状耳矫正术。

【适应证】

6 岁后的杯状耳畸形患者。

【禁忌证】

1. 患免疫系统疾病、造血系统疾病或重要脏器有病变而不能耐受手术者。

2. 瘢痕体质、异常体质或过敏体质者。

3. 颌面部有活动性感染病灶者。

4. 年龄过小者。

【器械选择】

刀柄、刀片、血管钳、无齿镊、有齿镊、黏骨膜剥离器、持针钳、组织剪等。

【操作步骤】

1. 术前准备 术前常规检查无异常,与就医者及家属术前谈话签署知情同意书,拍照存档。

2. 麻醉 儿童采用全麻,成人可以局麻为主。

3. 手术方法 杯状耳矫正术的主要手术方法如下:

(1) 耳轮脚 V-Y 推进法:将耳轮脚部的皮肤及皮下组织行 V 形切开,剪断耳轮脚软骨并向后上方推进,行 Y 形缝合。

(2) 软骨瓣法:在耳廓后内侧面,距耳轮缘至少 1cm 处做一与耳轮上缘平行的切口,以暴露卷曲变形的软骨。向耳轮脚方向切开分离耳轮软骨折叠部分形成软骨瓣。将耳轮软骨上部做放射状切开,旋转软骨瓣与放射状的软骨缝合固定。皮肤做 Z 字成形或转瓣修复。

(3) Barsky 法:于耳廓上前部做纵形切口,切开耳廓,按设计形成舌状皮瓣,调整皮瓣形成对耳轮。切取耳甲软骨条,修正形态并植入耳廓上部缺口,转移舌状皮瓣包绕软骨条,缝合创面。

(4) Musgrave 法:做耳后切口,剥离耳廓上半部软骨并在其上做多个与耳轮垂直的放射状切口,切开软骨。取一耳甲软骨条固定于切开的软骨边缘。缝合皮肤创口。

(5) Tanzer 法:在耳廓后内侧面,距耳轮缘至少 1cm 处做一与耳轮上缘平行的切口,以暴露卷曲变形的软骨;然后弧形掀起,适当地放置于耳舟处软骨的后内侧面,并缝合固定。

4. 术后 7~10 天拆线。

【注意事项】

1. 术中注意双侧耳廓的对称性。

2. 耳廓塑形后注意固定包扎,维持耳廓形态。

第三节 隐耳矫正术

【概述】

隐耳畸形主要为耳廓上半部皮肤量不足导致其埋入颞部头皮下,可提起埋入部分的正常耳廓外形,放松时又缩回原位。针对这种畸形的手术方法即为隐耳矫正术。

【适应证】

1 岁以内的婴儿可试行非手术疗法,即按患儿耳廓上部的形状制作特殊的矫正装置,然后将其固定于耳廓上部,使其保持持续牵拉状态,该处紧张的皮肤逐渐松弛,显露出耳廓外形。1 岁以后则宜手术治疗。

【禁忌证】

1. 患免疫系统疾病、造血系统疾病或重要脏器有病变而不能耐受手术者。

2. 瘢痕体质、异常体质或过敏体质者。

3. 颌面部有活动性感染病灶者。

【器械选择】

刀柄、刀片、血管钳、无齿镊、有齿镊、黏骨膜剥离器、持针钳、组织剪等。

【操作步骤】

1. 术前准备　术前常规检查无异常,与就医者及家属术前谈话签署知情同意书,拍照存档。

2. 麻醉　儿童采用全麻,成人可以局麻为主。

3. 手术方法　隐耳矫正术的主要手术方法如下:

(1) 皮片移植法:沿耳轮软骨轮廓外约 0.5cm 处切开,将软骨翻开形成正常的耳颅沟,然后在耳廓后面及颅侧壁的创面上应用游离皮片移植覆盖,缝合。

(2) V-Y 推进皮瓣法:以乳突和隐耳的耳廓为基底做 2 个倒 V 形切口,形成皮瓣,分别行 Y 缝合,将上后方皮瓣向下前推形成耳颅沟。耳轮脚处作 Z 形皮瓣,交叉缝合。

(3) 三叶瓣法:在耳轮的上后部做 3 个相邻的倒三角形皮瓣,将三角形皮瓣依次向下后方折放于所形成的创面上,颅侧壁的创面则在两侧潜行分离后直接拉拢缝合,剩余创面植皮修复。

4. 局部皮瓣转移者术后 7 天拆线,植皮区域术后 14 天拆线。

【注意事项】

1. 皮片移植法中注意软骨表面应保留适量的软组织以利于皮片的成活。

2. 注意双侧外耳形态,力求对称。

第四节 小耳畸形矫正术

【概述】

先天性小耳畸形,或称为先天性外中耳畸形,表现为重度耳廓发育不全、有外耳道闭锁或狭窄、中耳畸形,而内耳发育多为正常,通过骨传导有一定听力。小耳畸形矫正术的方法较多,主要分为非扩张法和扩张法两类。

【适应证】

6 岁左右的先天性小耳畸形患者。

【禁忌证】

1. 患免疫系统疾病、造血系统疾病或重要脏器有病变而不能耐受手术者。

2. 瘢痕体质、异常体质或过敏体质者。

3. 颌面部有活动性感染病灶者。

4. 年龄过小者。

【器械选择】

刀柄、刀片、血管钳、无齿镊、有齿镊、黏骨膜剥离器、针钳、组织剪等。

【操作步骤】

(一)术前准备

术前常规检查无异常,与就医者及家属术前谈话签署知情同意书,拍照存档。

(二)麻醉

儿童采用全麻,成人可以局麻为主。

(三)手术方法

1. 非扩张法

(1)一期手术法

1)取材:在右侧第 6、7、8 肋软骨处取大小合适的软骨,一般 6~9 岁儿童取 3 块软骨;身高 1.2m 以上的儿童取 2 块软骨;成年人则可取 1 块。

2)软骨支架的雕刻:以大块软骨作为基座,修整出耳廓的形态。

3)耳垂移位及耳屏再造:在残留耳垂上部保留部分带软骨的组织再造耳屏。

4) 皮瓣及筋膜瓣的制作:在前的乳突区皮瓣和皮瓣创面深面掀起的皮下组织筋膜瓣,将耳支架夹于两瓣之间,筋膜表面乳突区游离植皮。

5) 支架固定及包裹:将修整好形态的支架置于皮瓣和筋膜瓣之间,固定。支架表面放引流管。

6) 术后负压引流,5天后拔除引流管。常规应用抗生素3天。术后10~14天去除包扎敷料,并拆线。

(2) 分期手术法

1) Tanzer 四期法:耳垂向后横位移位;耳后乳突区埋植雕刻的肋软骨支架;形成耳廓、耳后及乳突区创面游离植皮;成形再造耳屏和耳甲腔。上述各期手术间隔在1个月以上。

2) Brent 四期法:由前向后在乳突区植入雕刻的耳软骨支架;耳垂移位成形;利用健侧耳甲软骨移植再造耳屏,成形耳甲腔;从颅侧壁掀起耳廓、耳后和乳突区创面游离植皮。

3) Fukuda 二期法:耳垂移位,耳后软骨耳支架埋植及耳屏、耳甲腔再造一次完成;6~8个月后形成耳廓、耳后及乳突区创面游离植皮。

2. 皮肤扩张手术法

(1) 皮肤扩张期:前部紧邻残耳后缘皮下置入 50~100ml 肾形皮肤扩张器,拆线后3天扩张器内注水,每周1~3次,每次5~7ml,一个月左右完成注水扩张后,扩张皮肤再保持1个月以上的扩张状态。

(2) 耳廓再造期:利用残耳形成耳垂,形成蒂在前的扩张皮瓣,在乳突及头皮区掀起蒂在前方的皮下组织筋膜瓣,支架制作同一期手术法,将耳支架植入组织筋膜瓣和扩张皮瓣之间,支架下端插入残耳垂内,置负压引流。

【注意事项】

术后短期内不应受到外力的冲击。

第五节 菜花耳矫正术

【概述】

菜花耳是由于耳廓受挤压或捻搓等闭合性创伤后,在软骨膜下渗血形成血肿,引起耳软骨缺血坏死,随着血肿机化,纤维结缔组织增生、收缩,以及软骨坏死等病理变化,耳廓逐渐增厚而皱缩,表面呈现许多不规则的突起,突起间为深浅不等的皱褶缝隙,状似菜花,触之质硬韧,并常有压痛。针对此类畸形的手术方法即为菜花耳矫正术。

【禁忌证】

1. 患免疫系统疾病、造血系统疾病、糖尿病或重要脏器有病变而不能耐受手术者。

2. 瘢痕体质、异常体质或过敏体质者。

3. 颌面部有活动性感染病灶者。

4. 女性月经期、妊娠期或哺乳期。

5. 心理准备不足或有不切实际的要求者。

【器械选择】

刀柄、刀片、血管钳、无齿镊、有齿镊、黏骨膜剥离器、持针钳、组织剪等。

【操作步骤】

1. 术前准备 术前常规检查无异常,与就医者及家属术前谈话签署知情同意书,拍照存档。

2. 麻醉 儿童采用全麻,成人可以局麻为主。

3. 耳廓前外侧面沿耳轮边缘 0.5cm 处做切口,剥离暴露变形的软骨,适当削薄增厚软骨,并雕刻塑形。最后将翻开的皮瓣覆盖在经切削的软骨面上,并切除过多的部分。严重的菜花耳畸形,可应用自体肋软骨移植构成耳支架来修复。对于皮肤亦相对不足的菜花耳,可切除变形的耳廓上部,保留耳垂部分进行耳廓再造术。

4. 术后 7~14 天拆线。

【注意事项】

1. 术中注意保留背侧软骨膜及正常薄层软骨。

2. 术中止血彻底,术后局部加压包扎,防止血肿形成影响术后效果。

第六节 穿耳孔术

【概述】

穿耳孔术即在耳垂特定部位生成一可佩戴耳饰的永久孔隙。

【适应证】

要求穿耳孔者。

【禁忌证】

1. 瘢痕体质、异常体质或过敏体质者。

2. 颌面部有活动性感染病灶者。

【器械选择】

粗三角针、耳枪、激光器、高频电治疗仪、巾钳、7号注射针头及塑料管。

【操作步骤】

1. 常规消毒,铺巾,局部麻醉。

2. 对准所设计的点穿刺,所用手术方法包括:针穿孔法、耳孔枪穿孔法、激光穿孔法、高频电穿孔法、布巾钳穿孔法、塑管穿孔法。

3. 穿入缝线、不锈钢丝或消毒后的耳钉以保持孔隙。

【注意事项】

1. 穿耳孔前需沐浴,头发梳于耳后。

2. 穿孔后耳饰制动、耳孔保持干燥至少1周。

3. 1个月内勿染发及喷发胶之类化妆品。

4. 1个月后方可更换其他质量耳饰。

(冯 戈 李 果)

第八章

面部除皱术

第一节　额部除皱术

【概述】

额部除皱术是将额部松弛的皮肤向上向后牵拉,并提起下垂的上眼睑和眉毛。额部除皱术可采用冠状切口,贯穿头顶部,但需切除部分头皮,且伤口张力大,术后瘢痕明显。现在多采用的是纵形小切口,伤口没有张力,瘢痕小、隐蔽,并且不用去除皮肤,只需把牵引向上的多余组织向后方缝合固定,依靠头皮的自身调节作用,将多余组织逐渐消融于头顶及枕后的头皮中。

【适应证】

适合额部表情纹较深较多,并且皮肤松弛、眉毛下垂者。

【禁忌证】

1. 患免疫系统疾病、造血系统疾病、糖尿病或重要脏器有病变而不能耐受手术者。

2. 瘢痕体质、异常体质或过敏体质者。

3. 颌面部有活动性感染病灶者。

4. 女性月经期、妊娠期或哺乳期。

5. 精神疾病患者。

6. 心理准备不足或有不切实际的要求者。

【器械选择】

内镜、骨膜剥离器、手术刀、组织剪、止血钳、拉钩、电刀、缝线。

【操作步骤】

1. 术前准备　清洗头皮,术区头发可不剃除,需分开结扎,暴露手术切口区域。术前常规检查无异常。与就医者及家属术前谈话签署知情同意书,拍照存档。

2. 手术切口设计 手术切口共有 3 处,分别位于额部正中及两侧发际线内,距发际线边缘 5cm 范围内,两侧切口对齐眉峰并与正中切口等距。每个切口为纵形,长约 1~2cm。切口线均应位于发际线内。

3. 麻醉 术区局部肿胀麻醉。

4. 组织分离 切开头皮后,内镜下行帽状腱膜下潜行分离,将皱眉肌、降眉肌从额骨鼻突附着点剥离。一并剥离额肌,注意保护眶上神经和血管。剥离范围向下超过眶上缘,两侧超过颞区发际线。

5. 组织固定 可吸收缝线将皮瓣向上提拉缝合固定在切口内骨膜上,再将皮肤全层拉拢缝合。多余的组织会在发际线内会形成皱褶隆起,可逐渐自行消除。

6. 伤口加压包扎 48 小时后可暴露创面。水肿最明显部位为上睑,一般术后 72 小时肿胀逐日消退。术后 1 周伤口拆线。拆线 3 天后可洗发。

【注意事项】

1. 术中抬头纹明显处可加强分离,穿过额肌,松解皮下粘连,平展皱纹。注意避开面神经额支及滑车上神经。

2. 术后短时间可能出现头痛,个别还可能出现恶心、呕吐症状,一般对症治疗即可。

第二节 颞部除皱术

【概述】

颞部除皱术可提升颞部组织,也可轻度提升眉尾以及眶外侧皮肤,一定程度上改善上睑外侧皮肤的帽檐样突起。常辅助颊部提升术同时进行,是解决中面部年轻化的处理方法之一。

【适应证】

颞部及眶周外侧组织松垂者。

【禁忌证】

1. 患免疫系统疾病、造血系统疾病、糖尿病或重要脏器有病变而不能耐受手术者。

2. 瘢痕体质、异常体质或过敏体质者。

3. 颌面部有活动性感染病灶者。

4. 女性月经期、妊娠期或哺乳期。

5. 精神疾病患者。

6. 心理准备不足或有不切实际的要求者。

【器械选择】

刀柄、刀片、电刀、拉钩、小钝头虹膜剪、负压引流管、缝线。

【操作步骤】

1. 术前准备　清洗头皮,术区头发可不剃除,需分开结扎,暴露手术切口区域。术前常规检查无异常。与就医者及家属术前谈话签署知情同意书,拍照存档。

2. 麻醉　以术区局麻为主,需注射进入帽状腱膜下层。

3. 切口设计　手术切口通常长约 3.5~4cm,位于颞区发际线后 2~3cm,内侧终止在眶上神经深支的外侧。

4. 手术刀切开皮肤及皮下组织,电刀突破帽状腱膜,然后向下到达眶外侧缘骨膜附着。注意避让面神经分支。可于切口后方钝性分离数厘米,达到头皮轻度上移并提升皮瓣的作用。小钝头虹膜剪推开并剪断帽状腱膜与肌肉表面的筋膜,到达切口与眶上缘的距离中点即可,尽可能避免对额神经的损伤。于颞筋膜表面的水平及垂直方向撑开,松解组织。

5. 提升缝合　翻转切口皮瓣,在距手术切口 2cm 处用缝线缝入较深的帽状腱膜和皮下组织内,水平褥式,多重打结,保证足够拉力以防撕脱。可适量增加非褥式缝合保证支持力,放置负压引流管,连续缝合伤口。

6. 术后护理　术后 24 小时拔除负压引流管,术后 7~10 天伤口拆线,至少 1 个月内不进行剧烈运动。

【注意事项】

1. 术中进行腔隙分离时应注意前哨静脉,一旦接近就提示已经超过面神经额支。

2. 需告知术后可能出现少量额肌提眉功能暂时性紊乱,术后数月即可消除。

第三节 中面部提升术

【概述】

中面部一般指上颊部的倒三角区域,外界为颧大肌,内界为鼻唇沟,上界为眶下缘。中面部增龄性改变主要表现为鼻唇沟加深,颊部突度损失,颧脂肪垫的下降以及睑颊连接的下移等。中面部提升术即针对上述增龄性改变的手术,中面部的提升术常和颊部提升术、下睑提升术及颞部提升术同时进行,但具体的手术方式需结合患者的实际情况及诉求制订。

【适应证】

中面部的增龄性改变。

【禁忌证】

1. 患免疫系统疾病、造血系统疾病、糖尿病或重要脏器有病变而不能耐受手术者。

2. 瘢痕体质、异常体质或过敏体质者。

3. 颌面部有活动性感染病灶者。

4. 女性月经期、妊娠期或哺乳期。

5. 精神疾病患者。

6. 心理准备不足或有不切实际的要求者。

【器械选择】

电刀、手术刀、双齿皮钩、吸引器、小弧形钝头虹膜剪、组织剪、组织钳、持针器、止血钳、骨膜剥离器等。

【操作步骤】

1. 术前准备 术前常规检查无异常。与就医者及家属术前谈话签署知情同意书,拍照存档。

2. 麻醉方式 全麻加术区局部浸润麻醉。

3. 手术切口设计 经典面部提升术耳前(耳屏缘)-耳后切口,在鬓角平外眦水平可做成 U 形切口利于美观。术前行颊部上推测试,模拟提升效果,并确定耳后手术切口止点。

4. 组织分离 手术刀切开皮肤后,电刀分离 SMAS 浅层,再用小弧形钝头虹膜剪在直视下进入浅层皮下脂肪,用推 - 切方式分离并保持在 SMAS- 颈阔肌层面,范围至鼻侧、鼻唇沟、口角及下颌缘。这部分区域受颊部维持韧带附着。完善皮瓣止血。

5. 组织固定 固定前每侧放置一个负压引流管预防术后继发性出血,术后 24 小时拔除。用可吸收缝线固定于耳前深筋膜,此次组织尽量挂深挂多一些。再将皮瓣向上向后牵引并在皮瓣衬里挂一针(尽量少挂组织),形成一个 8 字缝合。理想的紧致固定是即能达到对抗皮肤回弹和皮瓣滑动直至愈合,又能达到皮瓣有张力而切口无张力,不影响血供。

6. 修剪多余皮肤及缝合 旋转皮瓣,避免在鬓角处形成猫耳,在此处修剪成一 U 字形,依照耳屏、耳垂外形依次修剪皮瓣,并能确保耳垂能缝合至正确位置无明显移位。

【注意事项】

1. 打结时不要过度拉紧,适当留出空隙,避免组织紧绷。若皮瓣表面形成一个较浅的凹陷可不再处理,缝线吸收后几个月可自行消失;若表面形成一个较深凹陷甚至发白,需拆除重新缝合。

2. 中面部提升术可辅助帽状腱膜下下睑提升术及帽状腱膜下颞部提升术。

第四节 内镜下除皱术

【概述】

中面部年轻化有多个手术路径,包括经下睑、埋线、面部提升术、开放式颞部切口及内镜下颞部切口。其中内镜手术优势明显,可以更好的避免神经血管损伤,手术瘢痕更小,术后患者恢复更快。

【适应证】

中面部的增龄性改变,包括眉尾下垂、睑外侧下垂、嘴角下垂、鼻唇沟加深、颧颊沟加深、颧弓扁平等。

【禁忌证】

1. 患免疫系统疾病、造血系统疾病、糖尿病或重要脏器有病变而不能耐受手术者。

2. 瘢痕体质、异常体质或过敏体质者。

3. 颌面部有活动性感染病灶者。

4. 女性月经期、妊娠期或哺乳期。

5. 精神疾病患者。

6. 心理准备不足或有不切实际的要求者。

【器械选择】

刀柄、刀片、内镜、软组织固定设备或器械、骨膜剥离器、组织剪、止血钳等。

【操作步骤】

1. 术前准备　清洗头皮,术区头发可不剃除,需分开结扎,暴露手术切口区域。术前常规检查无异常。与就医者及家属术前谈话签署知情同意书,拍照存档。

2. 麻醉方式　全麻加术区局部浸润麻醉。

3. 颞区切口设计　颞区及中面部共同的手术路径,位于鼻翼与眉尾连线延长至发际线冠状向后方 2cm 处做一纵形切口。

4. 组织分离　手术刀切开皮肤及皮下组织,向下至颞深筋膜。分离平面需保持在颞深筋膜上方,颞顶筋膜的下方,而面神经分支则位于分离层次的"顶部"。剥离子行钝性分离,向下至眶上缘水平,此时可插入内镜。镜下可识别前哨静脉、外侧颞颧神经、外侧颞颧动静脉,镜下操作也可将眶下神经创伤减少到最小。进一步分离骨膜和颞深筋膜融合线,此处需保护眶上神经。分离皱眉肌纤维及眼轮匝肌下脂肪,此处窄而精细,需保护滑车上神经分支,最后分离至牙龈沟。最终充分掀起整个骨膜和下睑及结构。

5. 组织固定　行软组织悬吊缝合固定,固定点一般两三个甚至更多,近端固定点尽量靠近颞深筋膜和发际线。

6. 封闭手术分离腔隙　可在腔隙内充填生物胶,减轻肿胀及淤青。

7. 缝合　可吸收线分层缝合颞筋膜和皮肤。

【注意事项】

1. 术中注意保护各部位神经和血管,若前哨静脉影响手术分离,也可考虑电凝结扎。

2. 术后需抬高头部,加用冰袋冷敷,减轻面部水肿。分离部位可加压包扎。可口服止痛药止痛及抗菌药物预防性抗感染。术后可能会出现暂时性的眶上神经和滑车神经感觉异常,系组织牵拉造成,通常持续 2~3 周可自行恢复。术后肿胀可能持续 2~4 周,麻木症状可能持续 6~8 周,均可自行恢复。但若出现血肿,需及时手术引流。术后若出现两侧面部不对称,可能需要再次手术调整。

（王 杭　李 果）

第九章

面部微创美容技术

第一节　自体脂肪注射移植术

一、自体颗粒脂肪注射移植术

【概述】

颌面部的自体颗粒脂肪移植术是采用注射器低负压吸脂技术,将自身腰、腹、大腿等部位的多余脂肪吸出,采用离心及净化处理后,遵循多层次、多隧道、少量注射的原则,将颗粒脂肪注射入颌面部皮下,以达到填充塑形及除皱目的的一种技术。

【适应证】

1. 随年龄增长导致的额部、颞部、面中份、颊部、鼻唇沟凹陷或欠饱满及静态皱纹等增龄性改变。

2. 因颌面部发育不足导致面部左右不对称或局部欠饱满的患者。

3. 肿瘤、外伤术后导致颌面部局部凹陷的患者。

【禁忌证】

1. 患免疫系统疾病、造血系统疾病、糖尿病或重要脏器有病变而不能耐受手术者。

2. 瘢痕体质、异常体质或过敏体质者。

3. 颌面部有活动性感染病灶者。

4. 女性月经期、妊娠期或哺乳期。

5. 精神疾病患者。

6. 未成年患者。

7. 心理准备不足或有不切实际的要求者。

【器械选择】

肿胀液注射针、吸脂针、脂肪注射针、注射器。

【操作步骤】

1. 术前准备 术前常规检查无异常,根据就医者面型及个人要求,在面部受区设计出需要充填的范围及预估所需脂肪量,与就医者及家属术前谈话签署知情同意书,拍照存档。

2. 麻醉 常规消毒,抽脂区采用肿胀麻醉,可配合全身麻醉以增加手术舒适度。

3. 脂肪提取 部位可选择大腿外侧、内侧,下腹部或上臂内侧,用螺旋注射器连接吸脂针,把吸脂针插入皮下脂肪层后,将针芯拉到最大负压并支撑固定在这一压力下,手工进行扇形拉锯式均匀抽吸,吸满后更换注射器。脂肪提取完成后,缝合进针部位创口。

4. 脂肪处理 抽取足量脂肪颗粒混悬液后,将装有脂肪颗粒的注射器置入离心机进行低速离心或静置。

5. 脂肪注射 受区采用局部浸润麻醉,用注射针头于相对隐蔽部位做一穿刺点,用螺旋注射器连接钝针,在皮下深筋膜层、SMAS筋膜系统呈扇形多隧道、多层次、少量注射,做到边退针、边注射、边塑形。

6. 术后拆线 腹部或大腿部抽取脂肪创口于术后14天拆线。

【注意事项】

1. 术前与患者充分沟通,明确脂肪移植术后即刻效果并非最终效果,脂肪会有一定程度的吸收。

2. 脂肪抽吸过程中做到均匀抽吸,避免抽吸层次过浅,引起局部凹凸不平。

3. 抽吸压力不宜过大,影响脂肪组织的存活率。

4. 注射脂肪过程中,切忌暴力操作,尽量避开大的血管,避免脂肪颗粒进入血管造成栓塞。

二、自体乳化脂肪注射移植术

【概述】

颌面部的自体乳化脂肪移植术是采用注射器低负压吸脂技术,将自身腰、腹、大腿等部位的多余脂肪吸出,采用离心、净化、乳化及过滤处理后,将乳化脂肪注射入颌面部皮肤浅表层,以提高皮肤质量及改善皮肤细纹的一种技术。

【适应证】

1. 随年龄增长导致的眼周及口周细纹等增龄性改变。

2. 眼周色素沉着症。

3. 面部皮肤衰老。

【禁忌证】

1. 患免疫系统疾病、造血系统疾病、糖尿病或重要脏器有病变而不能耐受手术者。

2. 瘢痕体质、异常体质或过敏体质者。

3. 颌面部有活动性感染病灶者。

4. 女性月经期、妊娠期或哺乳期。

5. 精神疾病患者。

6. 未成年患者。

7. 心理准备不足或有不切实际的要求者。

【器械选择】

肿胀液注射针、转换器、吸脂针、脂肪注射针、注射器、滤网。

【操作步骤】

1. 术前准备　术前常规检查无异常,根据就医者面部皮肤质地及个人要求,在面部受区设计出需要充填的范围及预估所需脂肪量,与就医者及家属术前谈话签署知情同意书,拍照存档。

2. 麻醉　常规消毒铺巾,抽脂区采用肿胀麻醉,肿胀液由氯化钠注射液、利多卡因和肾上腺素组成,可配合全身麻醉以增加手术舒适度。

3. 脂肪提取　部位可选择大腿外侧、内侧,下腹部或上臂内侧,用螺纹口注射器连接吸脂针,把吸脂针插入皮下脂肪层后,将针芯拉到最大负压并支撑固定在这一压力下,手工进行扇形拉锯式均匀抽吸,吸满后更换注射器。

4. 脂肪处理　抽取足量脂肪颗粒混悬液后,将装有脂肪颗粒的注射器置入离心机进行低速离心或静置。去除液体及脂滴,用转换器接头连接螺纹口注射器,反复抽推往复运动,对其行机械乳化处理,乳化后混悬液过滤网或纱布过滤,滤过液即为乳化脂肪。

5. 脂肪注射　受区采用局部表面麻醉或浸润麻醉,用螺纹口注射器连接锐针,在真皮深层进行注射。

6. 术后拆线　腹部或大腿部抽取脂肪创口于术后14天拆线。

【注意事项】

1. 脂肪抽吸过程中做到均匀抽吸,避免抽吸层次过浅,引起局部凹凸不平。

2. 抽吸压力不宜过大,影响脂肪组织的存活率。

3. 制备乳化脂肪过程中,注意合适的抽推次数,次数过少不能获得良好的乳化脂肪,次数过多影响乳化脂肪的存活。

4. 乳化脂肪注射时留意皮肤色泽的变化。

第二节　肉毒毒素注射美容技术

一、额纹

【概述】

肉毒毒素治疗额纹是通过肉毒毒素抑制额肌的运动,从而达到减少额部皱纹(俗称抬头纹)的作用。

【适应证】

1. 额部动力性皱纹。

2. 双侧眉毛高低不一致需要通过调整额肌的力量来治疗。

3. 因面肌痉挛引起的额肌异常运动。

【禁忌证】

1. 上睑下垂的患者。

2. 眉下垂的患者。

3. 女性月经期、妊娠期或哺乳期。

【器材选择】

A 型肉毒毒素。

【操作步骤】

1. 观察患者抬眉的运动,评估额肌的运动情况与额部的皱纹。观察患者的睁眼动作,评估是否有上睑下垂或上睑皮肤松弛。

2. 根据上述评估情况进行注射点及剂量的设计。一般情况下,注射部位需在眉弓上 1~2cm,单点注射剂量为 1~2U。每点间隔距离,根据弥散度的不同可做调整,一般约为 1.5cm。

3. 注射区域消毒。

4. 根据注射前的设计,在对应点位进行注射。一般情况下,注射部位需在眉弓上 1~2cm,单点注射剂量为 1~2U。每点间隔距离,根据弥散度的不同可做调整,一般约为 1.5cm。注射层次为浅层,可位于皮下或肌肉浅层。

【注意事项】

1. 注射部位不可距离眉弓太近,以免造成眉下垂而导致睁眼费力。

2. 注射剂量不宜过大,以免造成额部僵硬的容貌。

3. 根据患者情况,调整双侧注射剂量,与眉间区肌肉共同治疗,达到和谐容貌。

二、眉间纹

【概述】

眉间纹是两侧眉头之间的复合皱纹,由眉间川字纹、鼻根部横行皱纹以及额部正中的横行皱纹组成。肉毒毒素治疗眉间纹技术是指通过肉毒毒素抑制皱眉肌、降眉肌以及降眉间肌的运动,达到减少眉间区皱纹的治疗。

【适应证】

眉间川字纹。

【禁忌证】

1. 上睑下垂者。

2. 女性月经期、妊娠期或哺乳期。

【器材选择】

A 型肉毒毒素。

【操作步骤】

1. 观察患者皱眉的运动,评估皱眉肌的运动情况以及额肌、降眉肌、降眉间肌的参与作用。观察患者眉头的位置,是否有眉头的低垂。

2. 根据上述评估情况进行注射点及剂量的设计。根据皱眉的形态,分析参与的肌肉及肌肉的力量。决定注射的部位与剂量。

3. 注射区域消毒。

4. 根据注射前的设计,在对应点位进行注射。一般情况下,眉间纹常用 5 个注射点,位于眉间的三块肌肉处,其中每侧皱眉肌注射 2 点,每点 1~3U;降眉间肌(眉头与对侧内眦连线的交叉点)2~4U。

【注意事项】

1. 注射皱眉肌时,内侧头较深,外侧头较浅。

2. 如果注射的肉毒毒素弥散到上睑提肌,会出现上睑下垂。可以使用拟肾上腺素类滴眼液如萘甲唑啉类滴眼液滴眼,通过兴奋交感神经使 Müller 肌收缩,得到暂时的缓解。

3. 常与额肌联合治疗,达到和谐平衡。

三、鱼尾纹

【概述】

鱼尾纹是指外眦部的眼轮匝肌收缩后牵扯其表面的皮肤而形成的和肌肉纤维垂直的放射状皱纹。通过抑制眼轮匝肌外侧肌肉的动度来减少眼周外侧的皱纹。

【适应证】

眼周动态皱纹。

【禁忌证】

1. 闭眼不全的患者。

2. 女性月经期、妊娠期或哺乳期。

【器材选择】

A 型肉毒毒素。

【操作步骤】

1. 观察患者的笑容,评估眼部眼轮匝肌的参与作用。观察患者皱纹的位置、范围和程度。

2. 根据上述评估情况进行注射点及剂量的设计。眼轮匝肌分为眶内和眶外两部分,鱼尾纹的范围个体差异较大。

3. 注射区域消毒。

4. 根据注射前的设计,在对应点位进行注射。一般情况下,眼轮匝肌推荐多点小剂量注射,根据皱纹的范围进行注射。每点注射剂量在 0.5~2U。在眼轮匝肌外上方注射,可以起到提眉尾的作用,每点注射剂量在 1~2U。眼轮匝肌眶内部分没有皮下脂肪,注射层级浅,皮下浅层即可。眶外部分,有皮下脂肪,可以略深。

【注意事项】

1. 注射时避免损伤颧大肌造成面部僵硬。

2. 外眦区域眼轮匝肌的放松往往会导致内眦下方肌肉代偿的收缩,所以可以同时进行预防性注射。

3. 下睑接近水平向的皱纹往往不是眼轮匝肌单纯造成的,与面中份肌肉的参与有关,疗效有限,需要向患者说明。下睑区域肉毒毒素的注射可能导致因肌肉松弛引起的眼袋,需要谨慎。

4. 干眼症患者尽量不要在外眦区域注射,尤其是外眦上方的泪腺部位,防止进一步抑制泪腺的分泌。

四、微笑露龈

【概述】

微笑露龈可能的因素包括颌骨的畸形、上唇过短,以及肌力方面的一些问题。通过肉毒毒素调整提上唇的肌力可以明显改善微笑时的上唇形态。

【适应证】

以肌力为主要因素的微笑露龈。

【禁忌证】

1. 面瘫患者。

2. 女性月经期、妊娠期或哺乳期。

【器材选择】

A 型肉毒毒素。

【操作步骤】

1. 观察患者的笑容,评估参与上唇运动的主要肌肉。在微笑时提拉上唇的肌肉主要是提上唇鼻翼肌,此外,提上唇肌和颧小肌也参与了这一动作,通过注射肉毒毒素松解上述肌肉,可以缓解微笑露龈的症状。

2. 根据参与的肌肉进行设计。

3. 注射区域消毒。

4. 根据注射前的设计,在对应点位进行注射。注射的目标肌肉主要是提上唇鼻翼肌。注射点设计在鼻骨和上颌骨交界线处,左右各 1 点,每点注射 1~3U。根据情况,适当的放松提上唇肌、颧小肌、降鼻中隔肌。

【注意事项】

1. 注射时要注意两侧的精准和对称,以防出现微笑时上唇歪斜。

2. 很多患者治疗前存在双侧肌力不对侧,注射时应根据肌力的不同进行剂量的调整。

五、口周纹

【概述】

口周纹常见于中老年人,表现为上下唇中呈放射状的细小皱纹,与口轮匝肌垂直,又称吸烟纹。通过肉毒毒素减轻口轮匝肌的收缩力,舒缓皱纹。

【适应证】

口周细纹。

【禁忌证】

1. 吹奏乐器演奏者。

2. 女性月经期、妊娠期或哺乳期。

【器材选择】

A 型肉毒毒素。

【操作步骤】

1. 观察用力抿嘴的动作和放松状态下的口周纹集中区域,进行设计。注射点位于口周的红白唇交界线外侧 5mm 处。

2. 注射区域消毒。

3. 根据注射前的设计,根据口周皱纹的程度设计 2 点、4 点或 6 点,单点注射 1~2U。

【注意事项】

1. 剂量宜少不宜多,尽量做到左右两侧的注射位置、注射深度和注射量对称。

2. 上唇正中的人中区域不要注射,以免造成唇峰平坦。

3. 下唇应慎用,否则容易影响口唇功能。

4. 口周纹的形成和口唇组织的容积减少也有一定关系,所以常和充填剂联合运用来矫正。

六、颏肌紧张

【概述】

有些人在用力抿嘴或外伸下唇时颏部会出现米粒大小的皱坑,国外称为鹅卵石样畸形,这主要是肥厚的颏肌长期收缩和颏部的组织量减少所致。肉毒毒素注射后可使颏肌松弛,颏部的外形会出现微妙的延长和锐化。

【适应证】

颏肌紧张。

【禁忌证】

女性月经期、妊娠期或哺乳期。

【器材选择】

A 型肉毒毒素。

【操作步骤】

1. 注射区域消毒。

2. 采用左右两点法,在颏部下缘正中的两侧设计两点,间隔 10mm,每点注射 3~4U。深层次注射比较安全,不会影响到周围的肌肉。

【注意事项】

1. 颏肌位于中间,避免注射位置过偏,累及降下唇肌。

2. 颏肌位置较深,避免注射位置过浅,累及降下唇肌。

七、口角及面下份下垂

【概述】

降口角肌有下拉口角的作用,颈阔肌也有参与口角乃至整个面下 1/3 的下拉。通过注射肉毒毒素可以减弱降口角肌的力量,使口角上提,出现年轻化的口角外形。

【适应证】

1. 增龄性口角下垂。

2. 面下 1/3 松弛下垂。

【禁忌证】

女性月经期、妊娠期或哺乳期。

【器材选择】

A 型肉毒毒素。

【操作步骤】

1. 观察患者做下拉口角的动作,观察降口角肌和颈阔肌的运动。标记降口角肌运动时出现明显皮肤凹陷的位置,以及颈阔肌的范围及条索。

2. 注射区域消毒。

3. 根据注射前的设计,降口角肌的注射点设计一般在鼻唇沟连线和下颌骨下缘的交界点附近,也是出现明显的皮肤凹陷的区域。每侧注射 1 点,每点注射 1~2U。因为降口角肌非常表浅,注射层次在皮下。

4. 颈阔肌的注射可以在下颌缘区域设计 1~2 排进行注射,附加颈阔肌条索进行治疗,每点注射 2~3U。也可以对颈阔肌进行微滴注射,每点注射 0.1~0.2U。单侧 20~40U。

【注意事项】

1. 降口角肌注射时应避免累及降下唇肌,以免引起下唇运动异常。

2. 双侧注射应对称,以避免发生口唇歪斜。

八、咬肌肥大

【概述】

咬肌附着于下颌角外侧,对咬肌进行肉毒毒素注射,可以使咬肌功能减弱,达到缩窄面下部的目的,也可以减轻磨牙症。

【适应证】

1. 咬肌肥大。

2. 磨牙症。

【禁忌证】

1. 因下颌角肥大引起的面下 1/3 过宽。

2. 女性月经期、妊娠期或哺乳期。

【器材选择】

A 型肉毒毒素。

【操作步骤】

1. 嘱患者后牙用力咬合,扪及咬肌的范围及厚度,以及隆起突出的部位,并进行标记。

2. 注射点要在耳屏(耳垂更安全)和口角连线的下方,并且应注射在肌肉深部。针头进入肌肉深部后,回抽确认不在血管内,再缓慢轻柔地推注药液,使药液均匀扩散。

3. 根据肌肉的体积大小每侧注射 25~50U,两侧一共不应不超过 100U。

【注意事项】

1. 对于一些咬肌特别肥大的求美者,需要经过多次注射才能达到良好的效果。

2. 如果注射过浅或过高,容易影响到表情肌或造成颊部凹陷。

3. 注射不均匀时可引起咬肌收缩的不均匀,出现咬合时的肌肉疝出,需要补充注射。

第三节　面部充填注射美容技术

　　面部充填技术是改善面部外形与轮廓非常有效的一个方法,近年来也广泛应用于面部由于衰老导致的容积丢失或者组织下垂。自体脂肪移植是通过手术的方法进行改善,目前人工充填剂日益得到广泛应用。人工充填剂根据其降解时间分为永久性充填剂,如由胶原或者透明质酸混合 PMMA 颗粒或丙烯酸的充填剂;非永久性充填剂,如透明质酸类、胶原类、聚乳酸、羟基磷灰石等。其中,目前应用最广泛的是交联透明质酸(HA)充填剂,以下简称透明质酸充填剂。

　　在透明质酸充填剂的注射过程中,为了避免血管栓塞这类最严重的并发症发生,钝针的使用在近年来日渐普及。钝针根据不同直径和长度分为 21G~27G,长度从 30~50mm 不等。根据临床需要可以选择不同的钝针种类。在锐针和钝针的选择上,主要根据注射部位、安全性以及注射部位精准度等需求进行选择。

一、额部充填

【概述】

通过充填剂改善额部外形,达到额部丰满或面部年轻化的效果。

【适应证】

额部低平、鼻额角过小。

【禁忌证】

1. 额部手术史,致血管走行异常,无法确保预防血管栓塞者。

2. 额部瘢痕,充填效果不理想者。

【器材选择】

交联透明质酸、钝针。

【操作步骤】

1. 半卧位或直立位。注射前设计:根据患者额部形态设计需要充填的部位、注射的产品以及充填剂的剂量。

2. 注射区域消毒。

3. 注射技术　此区域的注射层次非常重要,主要需要预防充填剂进入眶上动脉、滑车上动脉,以及其与内眦动脉等在眉间区的交通支。眶上动脉和滑车上动脉在骨内穿出,向上逐渐浅行致额肌表面,也有一些分为深浅两支。因此,在眉上 2cm 以下的区域内充填应当在皮下进行,注射层次浅;在眉上 2cm 以上的区域,注射建议使用钝针。在眉间区域,血管交通支丰富,也建议使用钝针进行注射。

【注意事项】

1. 推荐钝针注射,此区域是血管栓塞的好发区域。

2. 注射剂量均匀,避免凸凹不平。

二、颞部充填

【概述】

颞部凹陷是临床常见的软组织畸形,尤其好发于软组织萎缩松弛的中老年人。

【适应证】

颞部凹陷。

【器材选择】

充填材料、钝针、锐针。

【操作步骤】

1. 半卧位或直立位。标记颞部凹陷的区域及程度。标记进针点。

2. 面部消毒。

3. 钝针注射法 采用钝针进行扇形注射法,注射层次位于颞深筋膜浅层,注意注射的平整度.

4. 锐针注射法 采用锐针在眶外侧缘和颧弓构成的 2cm 大的范围内进针,抵达骨面后回抽,无血方可进行注射。

【注意事项】

颞部血管丰富,注射时的层次和位置非常重要。

三、面中份充填

【概述】

主要是指"苹果肌"所在的倒三角形区域,该区域老龄化改变比较明显的就是眶骨的吸收变形和软组织的萎缩,使该区域出现丰满度下降甚至凹陷。

【适应证】

1. 面中份发育不足。

2. 面中份溶剂丢失。

【器材选择】

充填材料、钝针、锐针。

【操作步骤】

1. 半卧位或直立位。标记面中份凹陷的范围及程度。

2. 面部消毒。

3. 注射层次　以眼轮匝肌深面（钝针）为主，结合少许深部眶缘骨膜层（锐针）注射。在三角区中部的 1~3 处进行点状注射，一般每侧 0.5~2ml，轻轻按摩以使充填剂均匀铺开，直至外观平整。

【注意事项】

1. 插入眼轮匝肌深面的疏松组织层并到达凹陷部位，边退边注射，注射量达到略高出皮面，针头抽出后在皮肤外面均匀按压，使注射材料平铺，不足之处再次重复注射，直至外观平整。

2. 在骨膜上注射时应当避让眶下神经血管束。

3. 面中份注射时位置不宜过低，以免加深鼻唇沟。

四、鼻部充填

【概述】

充填剂隆鼻可以取得理想的效果。

【适应证】

鼻根和鼻背部抬高。

【禁忌证】

假体隆鼻术后。

【器材选择】

充填材料、钝针（50mm）、锐针。

【操作步骤】

1. 半卧位或直立位。

2. 设计

（1）标记注射中线。

（2）标记注射上线，位于眉头连线与内眦连线之间的平分线。

（3）两线相交点即为鼻子的黄金点。

3. 面部消毒。

4. 钝针注射法　注射时可以从鼻尖进针,层次位于骨膜层或深筋膜层,在该层次走行至鼻根部的顶点,开始推注。从鼻根向鼻尖部缓慢退行,位于中线,边退边注射。

5. 锐针注射法　锐针常用来从鼻根部及鼻背部进针时使用,需要多点注射,将鼻根部和鼻背部抬高。在鼻中线上,直达鼻骨膜层或软骨膜层。每点推注 0.1~0.2ml。

【注意事项】

1. 将材料注射塑形在中线上,以免歪斜。

2. 缓慢推注,切忌大力注射。

3. 始终保持针头在中线上,因为大多数血管均位于鼻背的两侧。

4. 注射量不建议超过 1ml。

五、鼻唇沟充填

【概述】

鼻唇沟又称法令纹,是从鼻翼旁至口角外侧的凹陷,年轻人可能因为面中伤发育不足。中年以后鼻唇沟会持续存在,随着年龄的增长而加深加长,显著地暴露出面容的老化。

【适应证】

1. 增龄性改变,鼻唇沟过深。

2. 面中份发育不足,鼻基底凹陷。

【器材选择】

充填材料、钝针、锐针。

【操作步骤】

1. 仰卧位或半卧位。

2. 表面麻醉或眶下神经阻滞麻醉。

3. 面部消毒。

4. 鼻翼基底部注射　锐针或钝针抵达骨面后,行堆积法注射,抬高鼻基底。

5. 鼻唇沟注射　采用钝针在皮下潜行退行注射。

【注意事项】

1. 应将大部分充填物注射到鼻唇沟凹陷处,宁可偏向内侧也不要偏向外上侧,以免注射物上移。

2. 面动脉在此有分支向上,是血管栓塞的高发区域,注意注射的层次及钝针的应用。

六、唇及口周充填

【概述】

对于丰唇,目前首选的注射充填剂是透明质酸。重塑或丰满唇形,矫正老龄化的唇部组织萎缩。

【适应证】

1. 唇部增龄性萎缩。

2. 唇形不理想。

【器材选择】

充填材料、钝针、锐针。

【操作步骤】

1. 仰卧位或半卧位。评估唇部形态并对注射区域进行设计。

2. 表面麻醉或眶下及颏神经阻滞麻醉。

3. 面部消毒。

4. 根据设计,采用钝针从双侧口角进针,达到中线后,边退边注射。注射唇部的亚单位包括:红白唇交界处、人中嵴、唇珠和上下唇体部。锐针注射采用单点堆积法注射,如唇珠。

【注意事项】

1. 唇部注射应考虑上下唇动脉,避免注入血管。

2. 上下唇的注射总量通常为 0.3~1ml。

七、颏部充填

【概述】

颏部的基本美学标准是正面观居中,长度符合面部三停比例;侧面观凸度适中。

【适应证】

1. 颏部短小。

2. 颏部后缩。

【禁忌证】

隆颏术后。

【器材选择】

充填材料、钝针、锐针。

【操作步骤】

1. 仰卧位或半卧位。观察颏部形态与全面部的协调关系,评估治疗目的以加长颏部还是前突颏部为主,还是两者皆有。标记中线及注射区域。

2. 表面麻醉或颏神经阻滞麻醉。

3. 面部消毒。

4. 锐针注射可以直达骨膜层或深筋膜层,注射的层次比较深,位于中线。材料固定和支撑作用比较强,塑形效果好,较少出现轮廓的不平整。

5. 钝针在颏部正中的注射层次较锐针浅,但在颏部两侧行线状注射效果较好,可以调整下颌缘的轮廓。

【注意事项】

1. 早期颏部注射是以锐针为主,近年来由于出现了血管栓塞性并发症,更多的医师选用钝针注射。

2. 颏部注射宜通过注射部位与剂量调整颏部形态,不应以外力来塑形。

第四节　面部埋线提升技术

埋线提升(PDO/PPDO)治疗,以下简称 PDO 埋线。PDO 埋线的意义在于术中同时使用提升线和充填线,形成适度的悬架,这也是一种使面部和颈部年轻化的基础微创治疗手段。倒钩型可吸收线在 PDO 中用于垂直和斜向上的皮肤提升,促进重要细胞的纤维化和活性的再生。由于 PDO 线的特点,使皮肤可以得到更好的血管和代谢平衡。掌握好该技术的适应证,埋线提升可作为单独的治疗方式应用于面部年轻化,同时也可以作为辅助治疗方式与开放性手术以及各类微创治疗手段联合,达到更好、更和谐的完美效果。

一、眉弓外侧提升

【概述】

眉弓外侧部的 PDO 埋线提升主要用于纠正眉外侧缘下垂,是眼周年轻化的重要手段。

【适应证】

1. 眉尾松垂。

2. 外眼角下垂。

【器材选择】

PDO/PPDO 带倒刺线材。

【操作步骤】

1. 根据患者的双侧眉尾松垂情况进行设计,画出拟埋线的方向和数量。在塑造眶区年轻化时,应考虑斜向上的矢量。

2. 常规消毒铺巾。

3. 局部浸润麻醉。

4. 进针点可在颞上发际缘,层次走行在皮下,远端一定要到达眉下脂肪垫处,最远点可到眉下 1cm。求美者或多或少希望眉部,特别是中外侧部获得提升。由于远端固定提拉点组织较少,因此线的提拉绞索力相对较差。

【注意事项】

1. 注意双侧的对称性。

2. 可以提前或同时用肉毒毒素阻断眉下外侧的眼轮匝肌,利用肌肉力平衡辅助上提眉部外侧。

二、颧颊部提升

【概述】

颧颊部的松弛和下垂是面部衰老的表现,表现为加深的鼻唇沟,以及下垂的组织。PDO 埋线技术可以使下垂的组织得到提升。该治疗主要解决颧部脂肪垫的下移,改善鼻唇沟,同时对口角囊袋有一定的改善作用。

【适应证】

1. 颧颊部松弛下垂。

2. 面瘫患者。

【器材选择】

PDO/PPDO 带倒刺线材。

【操作步骤】

1. 根据患者的面部组织松垂情况进行设计,画出拟埋线的方向和数量。在塑造颧颊部时,必须首先考虑斜向矢量的力,其次是垂直力。有齿线在斜向上的作用非常重要,其可以提升颧弓的饱满度,改善颧肌的运动。

2. 常规消毒铺巾。

3. 局部阻滞麻醉或浸润麻醉。

4. PDO 线按照两条主要牵引途径走行,由针头带入至浅表肌肉腱膜系统 SMAS。可以分为颞部发际线斜向下和耳屏前斜向下两组。

【注意事项】

1. 此区域组织量较大,需要保证埋线的数量,以确保疗效。

2. 此区域埋线注意层次,过深可能伤及面神经。

三、面下份提升

【概述】

下颌缘埋线提升主要用于解决下颌缘的曲线,以及口角囊袋(形成木偶纹)。此部位可以考虑水平向的矢量设计。

【适应证】

1. 口角囊袋。

2. 下颌缘松垂。

【器材选择】

PDO/PPDO 带倒刺线材。

【操作步骤】

1. 根据患者的下颌缘松垂情况进行设计,评价口角囊袋的严重程度。画出拟埋线的方向和数量。

2. 常规消毒铺巾。

3. 局部阻滞麻醉或浸润麻醉。

4. 此部位可以考虑水平向的矢量设计,如进针点可以取在耳垂后 1cm,远处穿刺点可达口角外侧以及下方 2~3cm 处,进针点至少有 1 根穿越颈阔肌颞耳韧带,但注意勿损伤降口角肌。或者行耳垂前向下再向前的折线形提升线,这样不仅可以解决口角囊袋,而且可防止中下面部的再度下垂。

(王杭　李果)

第十章

颌面部美容常用光电技术

光电技术在颌面部美容领域已得到了广泛应用,随着计算机技术的不断发展,对光电技术的控制越来越精确,从而使治疗精度和治疗效果得到了极大的提升。目前颌面部美容常用的光电技术有:激光技术、脉冲强光技术和射频技术。

第一节 激 光 技 术

【概述】

激光技术运用光热原理,根据皮肤不同组织靶基吸收激光能量的不同从而达到不同的治疗目的。在面部瘢痕治疗、色素性疾病治疗、血管性疾病治疗以及面部年轻化方面得到了广泛应用,目前颌面部美容常用的激光仪器有二氧化碳点阵激光、Q755nm 翠绿宝石激光、脉冲染料激光等。

【适应证】

1. 颌面部瘢痕,如增生性瘢痕、萎缩性瘢痕等。

2. 颌面部色素性疾病,如雀斑、太田痣、咖啡斑等。

3. 颌面部血管性疾病,如鲜红斑痣、红血丝等。

4. 不良纹饰、意外伤痕等。

5. 面部年轻化治疗,如除皱、紧肤、面部提升等。

【禁忌证】

1. 全身性系统性疾病,如糖尿病、红斑狼疮或皮肤癌患者。

2. 瘢痕疙瘩病史或瘢痕体质患者。

3. 不愿意使用防晒剂和避光,不愿意接受激光治疗风险的患者。

4. 精神类疾病患者,如神经质、癔症等或对治疗存在有不现实期望的患者。

5. 长期服用维 A 酸类药物或正在使用光敏性药物的患者等。

6. 孕妇。

【操作步骤】

1. 清洁皮肤、脱脂和局部涂布麻醉药膏。

2. 麻醉药物起效后,去除麻醉药物,给患者佩戴眼罩,治疗区域使用皮肤消毒剂进行消毒。

3. 根据局部皮损情况,调整治疗能量和治疗密度。

4. 将治疗区域划分为不同的治疗亚单位,分区完成治疗。

5. 治疗结束,局部冷敷。

【注意事项】

1. 肤色较深的患者在治疗后出现色素沉着的概率较高。

2. 在治疗前一定要让患者建立合理预期,阐明治疗效果、风险等。

3. 多数患者可能为无症状疱疹性病毒感染者,在问诊时需详细询问病史,预防性使用抗病毒药物。

4. 术中和术后都需要进行表皮冷却。

5. 术后严格避免日光暴晒,局部必须使用高效防晒霜防止色素沉着。

6. 术后保持局部湿性护理,防止延迟愈合,皮损处出现痂壳时,勿用手将痂壳扣掉,待痂壳自然脱落。

第二节 脉冲强光技术

【概述】

脉冲强光技术,全称为滤过性非相干性强脉冲光,工作原理与激光相似,遵循选择性光热原理,但它是一组波长在 500~1200nm 的非相干强复合光,通过滤光片来调节波长,在面部表浅的色素性疾病、血管性疾病、面部细小皱纹以及面部年轻化方面得到了广泛应用。

【适应证】

1. 颌面部色素性疾病,如雀斑、日光性黑子、黄褐斑、色素沉着等。

2. 颌面部表浅血管性疾病,如毛细血管扩张、酒渣鼻、激素依赖性皮炎等。

3. 光老化,如细小皱纹、皮肤粗糙、毛孔粗大等。

【禁忌证】

1. 近期接受过阳光暴晒或将要接受阳光暴晒的患者。

2. 全身性系统性疾病,如糖尿病、红斑狼疮或皮肤癌患者。

3. 瘢痕疙瘩病史或瘢痕体质患者。

4. 不愿意使用防晒剂和避光,不愿意接受激光治疗风险的患者。

5. 精神类疾病患者,如神经质、癔症等或对治疗存在有不现实期望的患者。

6. 孕妇。

【操作步骤】

1. 温水清洁皮肤。

2. 为患者佩戴眼罩等护目装置,在治疗区域涂布冷凝胶。

3. 根据治疗目的,调整滤光片、脉冲数、脉冲宽度和治疗能量,并在局部区域进行光斑测试。

4. 将治疗区域划分为不同的治疗亚单位,分区完成治疗。

5. 治疗结束,局部冷敷。

【注意事项】

1. 治疗时需进行光斑测试,寻找理想治疗参数,防止治疗过度。

2. 在治疗前一定要让患者建立合理预期,阐明治疗效果、风险等。

3. 和激光治疗类似,肤色较深的患者存在较大的治疗风险,对 V 型和 Ⅵ 型皮肤不推荐使用脉冲强光治疗。

4. 术后严格避免日光暴晒,局部必须使用高效防晒霜防止色素沉着。

第三节　射　频　技　术

【概述】

射频技术利用射频能量通过电热效应作用于皮肤深层,引起胶原收缩和新的胶原沉淀或脂肪溶解,从而使皮肤拉紧,真皮层变厚,重塑面部形态。用于治疗面部皱纹、皮肤松弛、萎缩性瘢痕等。目前射频技术主要有单极射频技术、双极射频技术、多极相位控制射频技术等。

【适应证】

1. 萎缩性瘢痕,如痤疮后瘢痕。

2. 面部年轻化治疗,如除皱、紧肤、面部提升等。

3. 面部溶脂等。

【禁忌证】

1. 装有心脏起搏器的患者。

2. 全身严重的系统性疾病患者,如 AIDS、糖尿病、癫痫等。

3. 皮肤严重不平,影响治疗区域,如敏感性皮肤、开放性创面和较大瘢痕等。

4. 在治疗 1 个月内或治疗期间的任何治疗干预,如化学换肤、光子嫩肤等。

5. 凝血功能障碍或使用抗凝血药物。

6. 精神类疾病患者,如神经质、癔症等或对治疗存在有不现实期望的患者。

7. 孕妇。

【操作步骤】

1. 使用温热水清洁皮肤,根据患者舒适要求和射频治疗仪器的操作不同,可选择性使用麻醉乳剂。

2. 根据治疗目的及治疗区域组织厚度情况,调整并确定治疗参数。

3. 将治疗区域划分为不同的治疗亚单位,分区完成治疗。

4. 治疗结束,局部冷敷。

【注意事项】

1. 在治疗前一定要让患者建立合理预期,阐明治疗效果、风险等。

2. 严格按照治疗流程操作,选择合适的治疗能量及治疗深度,防止治疗并发症的产生。

3. 虽然射频技术造成术后色素沉着的概率较低,但仍应避免日光暴晒,建议局部使用防晒霜防止色素沉着。

4. 术后皮肤可能出现轻度剥脱或干燥,可局部使用温和保湿剂。

(崔军辉)

第十一章

颌面部其他美容技术

第一节　毛发移植术

【概述】

毛发移植术（hair transplantation）是将自体后枕部的部分毛发,通过外科手术的方式使其分布于毛发脱失或缺失的部位,并使其保持生长活性,从而达到永久修复的目的。目前临床中常用的毛发移植技术有毛囊单位头皮条切取技术（FUT 技术）和毛囊单位提取技术（FUE 技术）。

【适应证】

1. 脱发、秃发等。

2. 先天稀少或后天缺失眉毛、睫毛移植。

3. 毛发分布区域的修饰。

【禁忌证】

1. 全身严重的系统性疾病患者,如 AIDS、糖尿病、癫痫等。

2. 瘢痕体质患者。

3. 治疗期望过高的患者。

【特殊器材选择】

毛发移植刀具、毛发移植针、显微镜。

【操作步骤】

（一）FUT 技术

1. 设计　根据患者的术区情况进行植发区及供区设计,遵循一般的美学原则及患者本人的要求,做出标记。

2. 移植毛发评估　移植毛囊单位的数量预算,供区头皮弹性测量与头皮条大小计算。

3. 常规消毒铺巾,局部阻滞麻醉或浸润麻醉。

4. 选择头枕部取供区毛发,用 10 号圆刀片沿设计线切开头皮,拉钩拉开两侧皮缘,注意不要损伤毛囊,刀刃与毛发方向平行,切取头皮组织。

5. 供区无张力缝合,缝合前将切口下缘皮瓣的游离缘剪去 1~2mm 组织,剪刀角度呈锐角,连续缝合关闭创面。

6. 显微镜下分离毛囊,并进行低温保存。

7. 使用植发打孔器械在植发区打孔,植入毛囊单位。

8. 术毕。

(二) FUE 技术

1. 根据患者的术区情况进行植发区设计,遵循一般的美学原则及患者本人的要求,做出标记。

2. 移植毛发评估 移植毛囊单位的数量预算。

3. 常规消毒铺巾,局部阻滞麻醉或浸润麻醉。

4. 穿刺 在供区使用穿刺针沿毛发生长方向刺入头皮,将毛囊与表皮及上层真皮组织分离。

5. 提取 用齿镊轻轻拉扯毛囊单位顶部直至其与周围连接,以及与深部真皮组织发生松动。

6. 使用植发打孔器械在植发区打孔,植入毛囊单位。

7. 术毕。

【注意事项】

1. 在治疗前一定要让患者建立合理预期,阐明治疗效果、风险等,并在术前进行详细合理的供区及受区评估。

2. 尽量避免损伤毛囊单位移植体,预防移植体的脱水和干燥。

第二节 颌面部小肿物切除术

【概述】

颌面部常见的小肿物有色素痣、血管瘤、基底细胞癌、脂肪瘤、皮脂腺囊肿、表皮样囊肿等,影响面部美观,有时亦伴发感染等,甚至存在恶变的可能性。通过整形美容外科的手术方法同期修复肿物切除术后的组织缺损能够取得良好的治疗效果。

【适应证】

色素痣、血管瘤、基底细胞癌、脂肪瘤、皮脂腺囊肿、表皮样囊肿等。

【禁忌证】

1. 局部急性感染期。

2. 严重的全身系统性疾病,如高血压、糖尿病、心脏病、肝肾功能衰竭等。

3. 严重的精神心理疾病。

4. 凝血功能障碍或长期服用抗凝药物。

5. 月经期或孕期。

6. 瘢痕体质。

【操作步骤】

1. 术区常规消毒铺巾,局部小肿物周围行阻滞麻醉或浸润麻醉。

2. 沿皮纹方向按照小肿物大小行梭形等切开,切口距离肿物的边缘:良性病变约为 1~2mm;恶性病变约为 5~20mm。

3. 切开皮肤,分离并切除肿物,若为囊性或实性病变则需沿病变薄膜钝性剥离。

4. 分层缝合,封闭死腔,关闭创面。

5. 术毕,局部加压包扎。

【注意事项】

1. 在治疗前一定要让患者建立合理预期,阐明治疗效果、风险等,尤其是肿物摘除后可能出现的凹陷问题。

2. 尽量避免损伤邻近重要解剖结构。

第三节　瘢痕切除缝合术

【概述】

发生于颌面部的外伤、感染或手术后的瘢痕若出现愈合异常,可能会造成瘢痕愈合不良,进而出现颌面部瘢痕的隆起或凹陷,影响患者面部的美观和功能。瘢痕切除的目的在于恢复功能和重建外形,单纯的瘢痕切除缝合术适用于中小面积的瘢痕,若瘢痕面积较大且深度较深,需考虑皮片或皮瓣移植。

【适应证】

处于瘢痕成熟期的各类中小面积瘢痕。

【禁忌证】

1. 局部感染或瘢痕增生期。

2. 严重的全身系统性疾病,如高血压、糖尿病、心脑血管疾病、肝肾功能衰竭等。

3. 严重的精神心理疾病。

4. 凝血功能障碍或长期服用抗凝药物。

5. 月经期或孕期。

6. 瘢痕体质。

【操作步骤】

1. 设计 根据瘢痕的位置、范围、性质情况进行术区设计,遵循一般的美学原则及患者本人的要求,并做出标记。

2. 常规消毒铺巾,局部阻滞麻醉或浸润麻醉。

3. 沿术前设计,按照设计位点,行 V-Y 或 Z 字成形术,切开皮肤至皮下组织,切除瘢痕组织。

4. 减张缝合,细针关闭创面。

5. 术毕。

【注意事项】

1. 在治疗前一定要让患者建立合理预期,阐明治疗效果、手术风险等,尤其是曾发生瘢痕增生的患者。

2. 对增生性瘢痕,应在手术后尽早采用浅表放疗等预防性措施。

3. 瘢痕的治疗时机通常选择在瘢痕稳定期进行,避免过早治疗。

(崔军辉)

参考文献

1. 张志愿 . 口腔颌面外科学 . 第 7 版 . 北京：人民卫生出版社，2012.

2. 王翰章，周学东 . 中华口腔科学 . 第 2 版 . 北京：人民卫生出版社，2009.

3. 王翰章，郑谦 . 口腔颌面外科学 . 北京：科学技术文献出版社，2010.

4. 李祖兵 . 口腔颌面创伤外科学 . 北京：人民卫生出版社，2011.

5. 谭颖徽，何黎升，周中华 . 口腔颌面部战创伤 . 郑州：郑州大学出版社，2016.

6. 中华医学会 . 临床诊疗指南　创伤学分册 . 北京：人民卫生出版社，2007.

7. 李祖兵 . 口腔颌面创伤治疗学 . 武汉：湖北科学技术出版社，2002.

8. Miloro M，Ghali GE，Larsen P，et al.Peterson's principles of oral and maxillofacial surgery.3rd ed. USA：People's Medical Publishing House，2011.

9. 蔡景龙 . 现代瘢痕学 . 第 2 版 . 北京：人民卫生出版社，2008.

10. 蔡景龙 . 瘢痕整形美容外科学 . 杭州：浙江科学技术出版社，2015.

11. Andreasen JO，Andreasen FM，Bakland LK. 牙齿外伤手册 . 第 2 版 . 葛立宏，译 . 北京：人民卫生出版社，2006.

12. 龚怡 . 牙外伤 . 北京：人民卫生出版社，2009.

13. 邱蔚六，张震康，王大章 . 口腔颌面外科理论与实践 . 北京：人民卫生出版社，1998.

14. 张震康，俞光岩 . 口腔颌面外科学 . 北京：北京大学医学出版社，2007.

15. 张益，孙勇刚 . 颌骨坚强内固定 . 北京：北京大学医学出版社，2003.

16. Edward Ellis III，Michael F.Zide. 颅颌面骨骼手术入路精要 . 张益，张杰，孙勇刚，译 . 第 2 版 . 北京：人民卫生出版社，2008.

17. 邱蔚六 . 口腔颌面 - 头颈外科手术学 . 合肥：安徽科学技术出版社，2014.

18. 中华医学会 . 临床技术操作规范　口腔医学分册 . 北京：人民军医出版社，2004.

19. Franz Haerle 颅颌面骨缝合术图谱：微型钢板、小型钢板和螺钉的应用 . 郭科，译 . 第 2 版 . 北京：人民卫生出版社，2011.

20. 刘洪臣 . 老年口腔医学 . 北京：人民军医出版社，2002.

21. 胡静，王大章 . 正颌外科 . 北京：人民卫生出版社，2006.

22. 胡静，沈国芳 . 正颌外科学 . 北京：人民卫生出版社，2010.

23. 胡静，王大章 . 颌面骨骼整形手术图谱 . 北京：人民卫生出版社，2013.

24. 帕克 . 东亚人面部美容手术 . 北京：北京大学医学出版社，2009.

25. 宋如耀，方彰林 . 美容整形外科学 . 第 3 版 . 北京：北京出版社，2002.

26. 张涤生，辛时林，易传勋，等 . 整形外科手术图谱 . 第 2 版 . 武汉：湖北科学技术出版社，2001.

27. Foad Nahai 美容外科学 . 曹谊林，祁佐良，主译 . 第 2 版 . 北京：人民卫生出版社，2014.

28. 李相烈.眼睑整形手术图谱.北京:北京科学技术出版社,2011.

29. 刘建华,石冰.唇鼻畸形美容手术图谱.北京:人民卫生出版社,2016.

30. JackP Gunter.达拉斯鼻整形术(美国).北京:人民卫生出版社.2009.

31. 王炜.鼻整形美容外科学.杭州:浙江科学技术出版社,2011.

32. 刘林嶓.美容外科学.第2版.北京:人民卫生出版社,2011.

33. 王海平.面部分区解剖图谱:手术原理与整形实践.沈阳:辽宁科学技术出版社,2011.

34. Carruthers A,Carruthers J.肉毒毒素与医学美容——美容皮肤科实用技术.王荫椿,主译.北京:人民军医出版社,2007.

35. 吴溯帆.注射美容整形技术.南京:江苏科学技术出版社,2015.

36. Carrathers.J.软组织填充剂与医学美容.刘秉慈,译.北京:人民军医出版社,2007.

37. 石冰.PPDO埋线提升面部年轻化应用.北京:北京大学医学出版社,2016.

38. 苑凯华.激光美容外科治疗学.北京:人民军医出版社,2011.

39. Mitchel P.Goldman.皮肤与美容激光外科.李勤,余文林,苑凯华,译.北京:人民军医出版社,2009.

40. 周展超.皮肤美容激光与光子治疗.北京:人民卫生出版社,2009.

41. 谭军,李波,李高峰,等.点阵二氧化碳激光治疗各类瘢痕的疗效评价.中华损伤与修复杂志,2010,5(5):578-582.

42. 张菊芳.高密式毛发移植.杭州:浙江科学技术出版社,2011.

43. 王炜.整形外科学(上册).杭州:浙江科学技术出版社,1999.

44. Li R,Wang H,Xiao J,et al. Maxillofacial injuries in the Wenchuan earthquake. The Journal of trauma,2010,69(6):1481-1485.

45. Li R,Wang H,Guo L,et al. Analysis of maxillofacial fracture victims in the Wenchuan earthquake and Yushu earthquake.Dental traumatology:official publication of International Association for Dental Traumatology,2010,26(6):454-458.

46. Ren J,Zhou Z,Li P,et al. Three-Dimensional Planning in Maxillofacial Fracture Surgery:Computer-Aided Design/Computer-Aided Manufacture Surgical Splints by Integrating Cone Beam Computerized Tomography Images Into Multislice Computerized Tomography Images. J Craniofac Surg,2016,27(6):1415-1419.

47. Peng Li,Wei Tang,et al. Clinical evaluation of computer-assisted surgical technique in the treatment of comminuted mandibular fractures. J Oral Maxillofa Surg Medi Path,2015,27(3):332-336.

48. Li P,Xuan M,Liao C,et al. Application of Intraoperative Navigation for the Reconstruction of Mandibular Defects With Microvascular Fibular Flaps-Preliminary Clinical Experiences. J Craniofac Surg,2016,27(3):751-755.

49. L Shen,W Tang.Mandibular coronoid fractures:Treatment options. Int J Oral Maxillofac Surg,2013,42:721-726.

50. Longduo Shen,Peng Li,Wei Tang,et al. Management of superolateral dislocation of the mandibular condyle:A retrospective study of 10 cases. Journal of Cranio-Maxillo-Facial Surgery,2014,42(1):53-58.

Tang W,Guo LJ,Long J,et al. Individual Design and Rapid Prototyping in Reconstruction of Orbital all Defects.Journal of Oral and Maxillofacial Surgery,2010,68(3):562-570.

52. Luo W, Wang L, Jing W, et al. A new coronal scalp technique to treat cranio-facial fracture: the supratemporalis approach.Oral Surg Oral Med Oral Pathol Oral Radiol, 2012, 113 (2): 177-182.

53. Feng F, Wang H, Guan XG, et al. Mirror imaging and preshaped titanium plates in the treatment of unilateral malar and zygomatic arch fractures.Oral SurgeryOral Medicine, Oral Pathology, Oral Radiology and Endodontology, 2011, 112 (2): 188-194.

54. Wang LY, Du HM, Zhang G, et al. The application of digital surgical diagnosis and treatment technology: a promising strategy for surgical reconstruction of craniomaxillofacial defect and defor-mity.Med Hypotheses, 2011, 77 (6): 1004-1005.

55. Lijuan Guo, Weidong Tian, Fan Feng, et al. Reconstruction of orbital floor fractures: comparison of individual prefabricated titanium implants and calvarial bone grafts.Ann Plast Surg, 2009, 63 (6): 624-631.

56. Zhou Z, Li P, Ren J, et al. Virtual facial reconstruction based on accurate registration and fusion of 3D facial and MSCT scans.J Orofac Orthop, 2016, 77 (2): 104-111.

57. Cui JH, Chen L, Guan XG, et al. Surgical planning, three-dimensional-model surgery andpreshaped implants in treatment of bilateral craniomaxillofacial post-traumatic deformities. Journal of Oral and Maxillofacial Surgery, 2014, 72 (6): 1138.

58. X. Yuan, M. Xuan, W.Tian, et al. Application of digital surgical guides in mandibular resection and reconstruction with fibula flaps.Int J Oral Maxillofac Surg, 2016, 45: 1406-1409.

59. Li H, Zhang G, Cui J, et al. A Modified Preauricular Approach for Treating Intracapsular Condylar Fractures to Prevent Facial Nerve Injury: The Supratemporalis Approach. J Oral Maxillofac Surg, 2016, 74 (5): 1013-1022.

60. Tang W, Gao C, Long J, et al. Application of modified retromandibular approach indirectly from the anterior edge of the parotid gland in the surgical treatment of condylar fracture.J Oral Maxillofac Surg, 2009, 67 (3): 552-558.

61. Ma FY, Cheng MS.Mini-incision double eyelidplasty.Aesther Surg J, 2010, 30: 329-344.

62. Hoschander A, Kraus A.Upper lid blepharoplasty.Operative Procedures in Plastic.Aesthetic and Reconstructive Surgery, 2015.

63. Kwak E S.Asian cosmetic facial surgery.Facial Plastic Surgery Fps, 2010, 26 (2): 102.

64. Toriumi D M.Structure approach in rhinoplasty.Facial Plastic Surgery Clinics of North America, 2005, 13 (1): 93-113.

65. Tonnard P, Verpaele A, Peeters G, et al. Nanofat grafting: basic research and clinical applications. Plastic and Reconstructive Surgery, 2013, 132 (4): 1017-1026.

66. Carruthers J, Carruthers A.Using botulinum toxins cosmetically.New York: Informa Healthcare, 2003.

67. Lazzeri D, Agostini T, Figus M, et al. Blindness following cosmetic injections of The face.Plast Reconstr Surg, 2012, 129 (4): 995-1012.

68. Yang C, Zhang P, Xing X.Tear trough and palpebromalar groove in young versus elderly adults: a sectional anatomy study . Plast Reconstr Surg, 2013, 132 (4): 796-808.

69. Lolis MS, Goldberg DJ.Radiofrequency in Cosmetic Dermatology: A Review.Dermatologic Surgery,

2012,38(11):1765-1776.

70. Adamič M,Pavlović M D,Troilius R A,et al. Guidelines of care for vascular lasers and intense pulse light sources from the European Society for Laser Dermatology.Journal of the European Academy of Dermatology & Venereology,2015,29(9):1661-1678.

71. Anderson R R,Donelan M B,Hivnor C,et al. Laser treatment of traumatic scars with an emphasis on ablative fractional laser resurfacing:consensus report.JAMA dermatology,2014,150(2):187.

72. Rassman W R,Bernstein R M,Mcclellan R,et al. Follicular unit extraction:minimally invasive surgery for hair transplantation. Dermatologic Surgery,2002,28(8):720-728.

58检